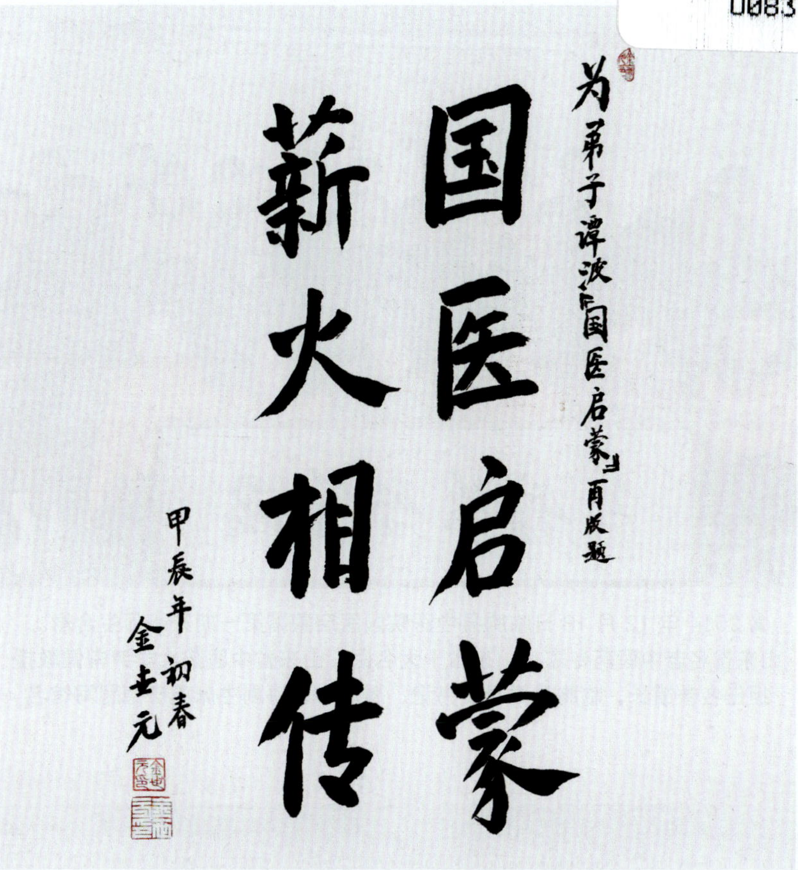

▲国医大师金世元为《国医启蒙》改版题词

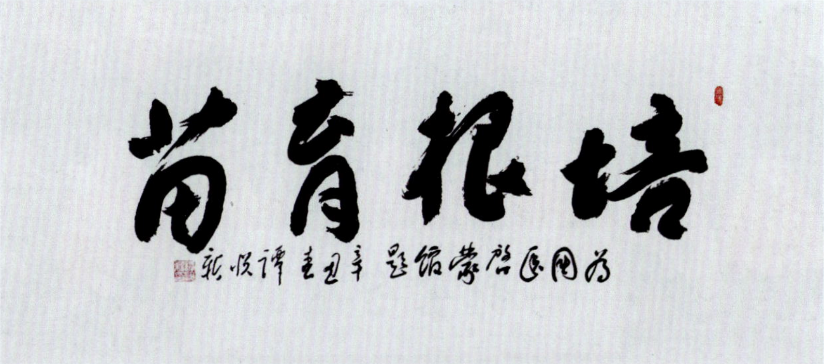

▲谭悦新中将为国医启蒙馆题词

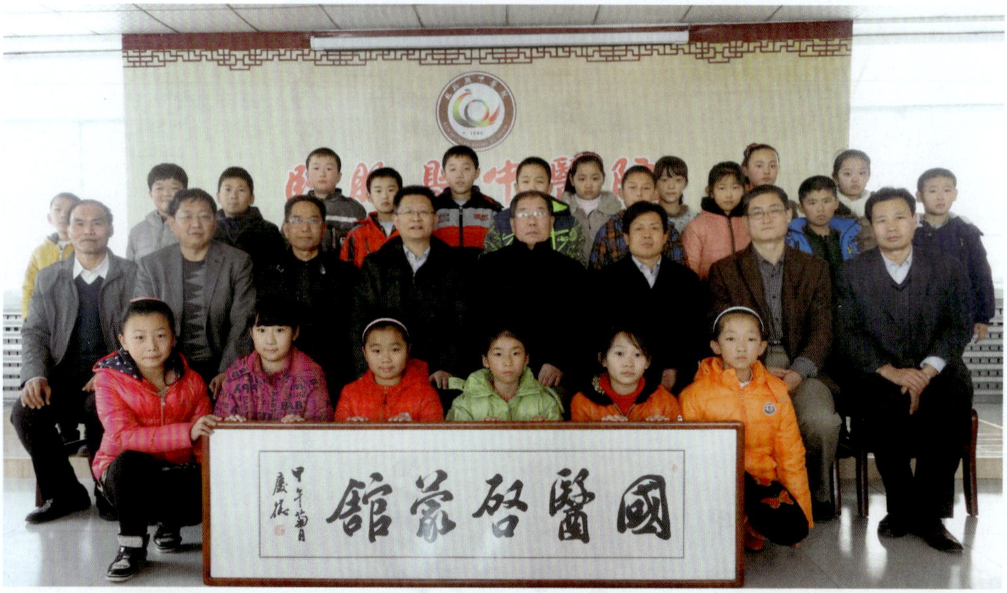

▲ 2014 年 12 月 13 日临朐县中医院国医启蒙馆第一期开班师生合影。山东省名老中医药专家、山东省十大名医、山东省中医药大学尹常健教授担任名誉馆长，临朐县原县委书记、潍坊市政协副主席王庆德题写馆名

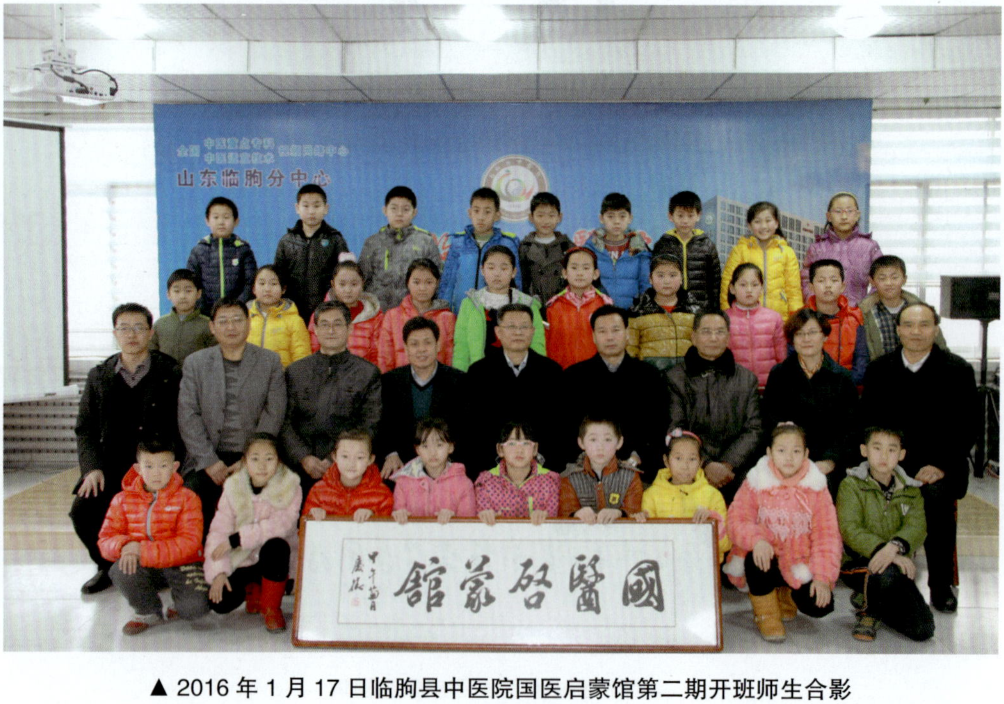

▲ 2016 年 1 月 17 日临朐县中医院国医启蒙馆第二期开班师生合影

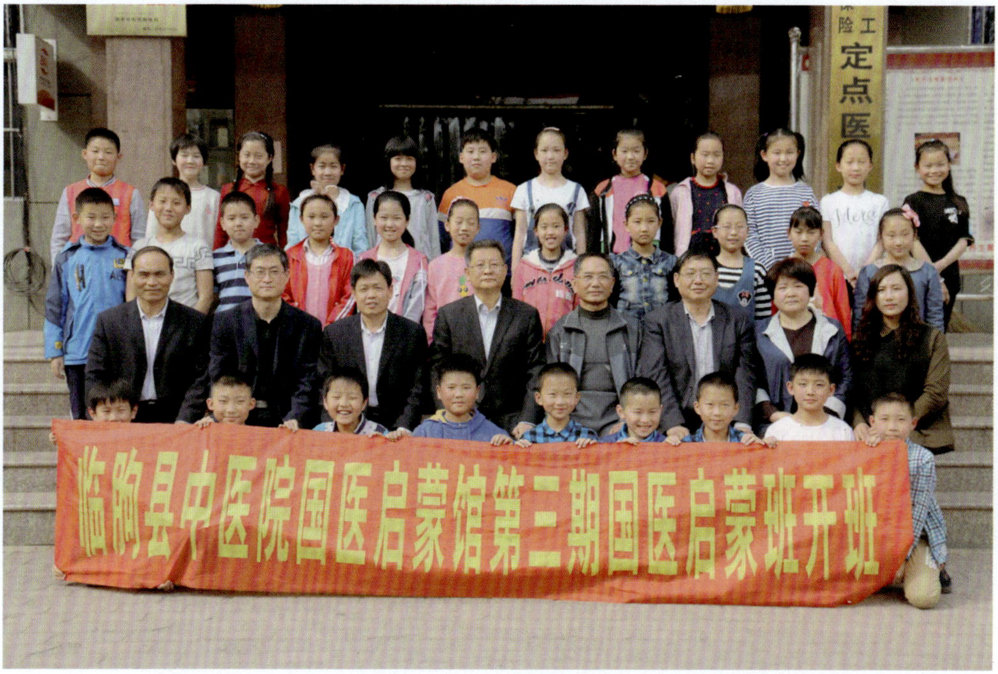

▲ 2017 年 4 月 15 日临朐县中医院国医启蒙馆第三期开班师生合影

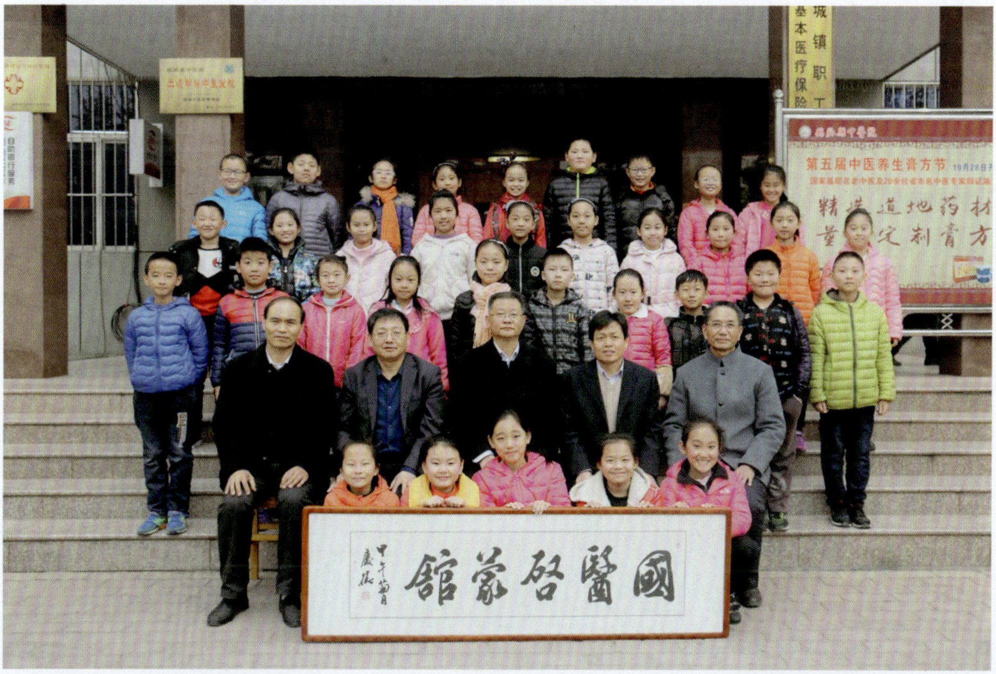

▲ 2017 年 12 月 3 日临朐县中医院国医启蒙馆第四期开班师生合影

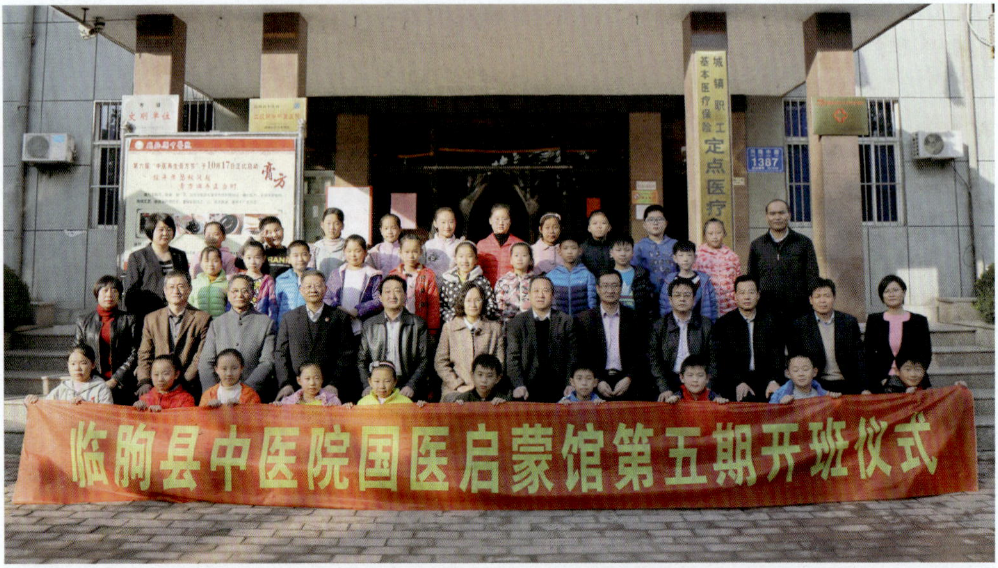

▲ 2018 年 11 月 10 日临朐县中医院国医启蒙馆第五期开班师生合影

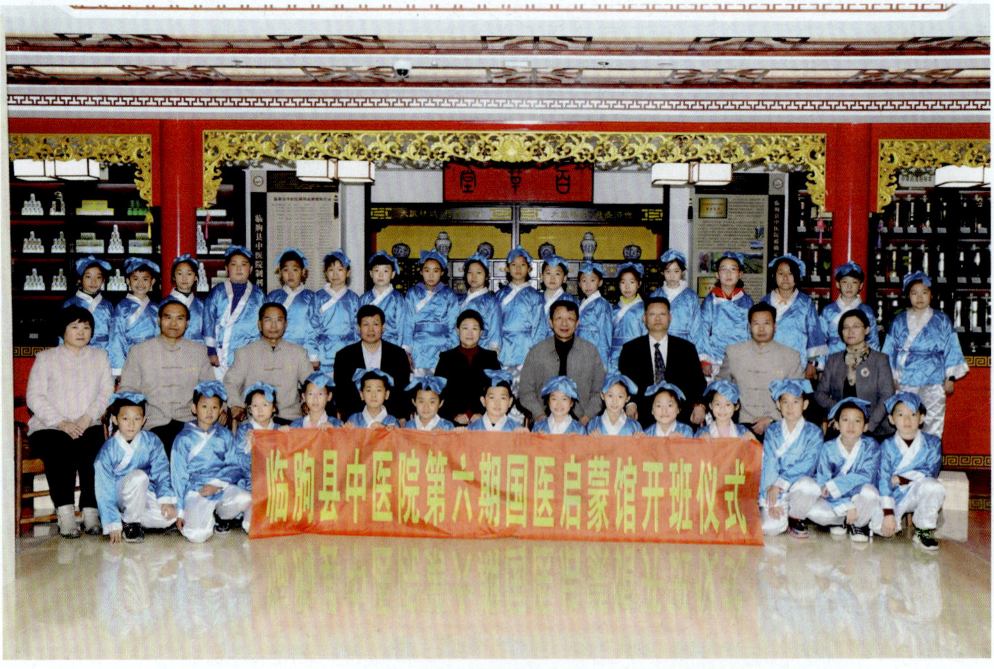

▲ 2019 年 10 月 28 日临朐县中医院国医启蒙馆第六期开班师生合影

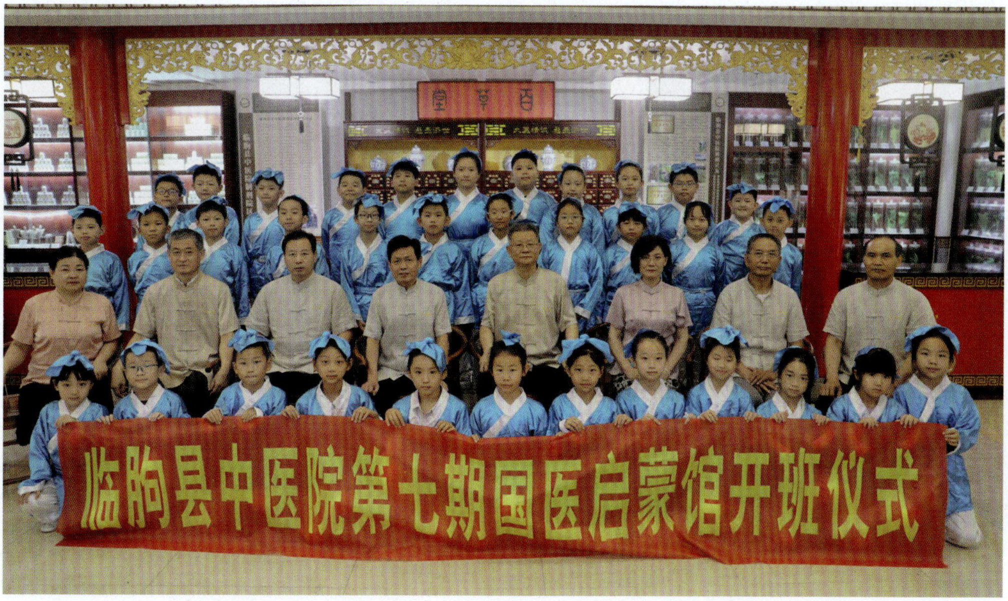

▲ 2023 年 7 月 1 日临朐县中医院国医启蒙馆第七期开班师生合影

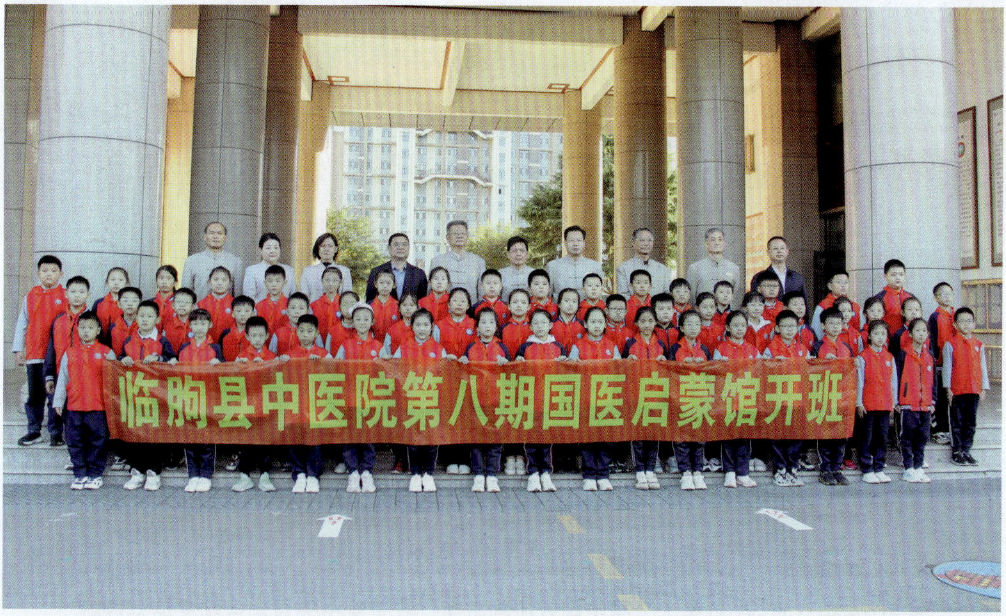

▲ 2023 年 10 月 21 日临朐县中医院国医启蒙馆第八期开班师生合影

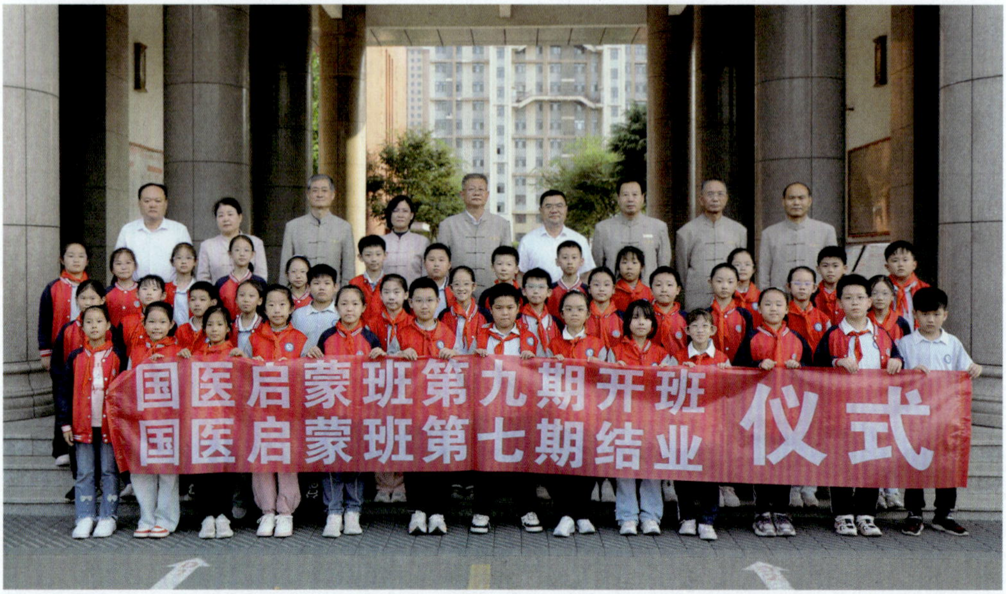

▲ 2024 年 9 月 27 日临朐县中医院国医启蒙馆第九期开班

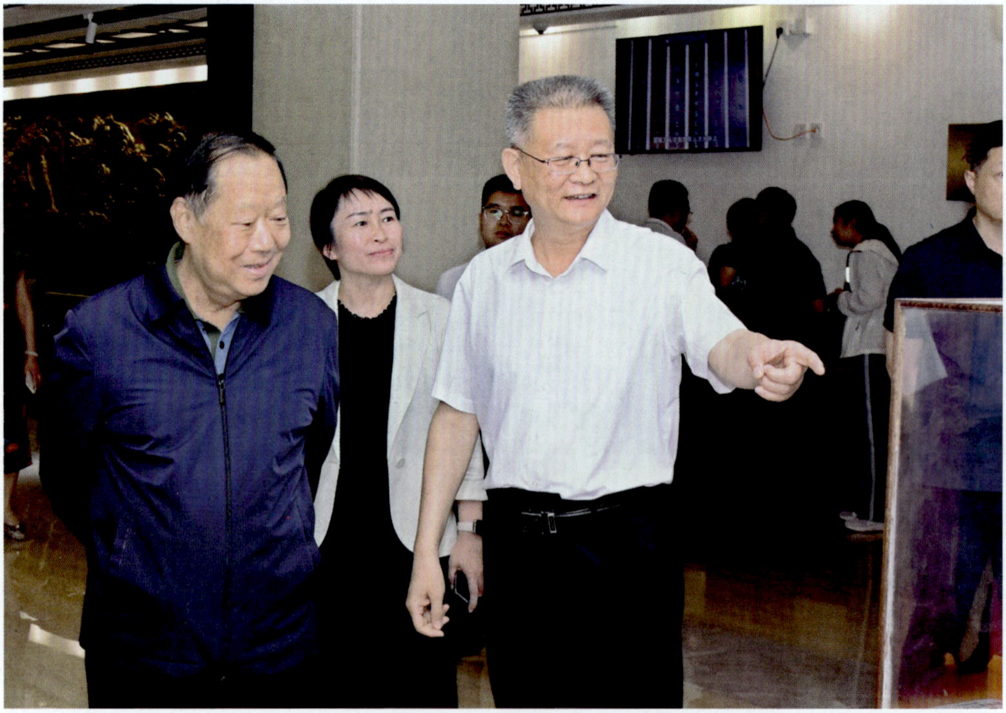

▲ 2024 年 5 月 31 日第十二届全国政协副主席、农工党中央原常务副主席刘晓峰视察国医启蒙馆

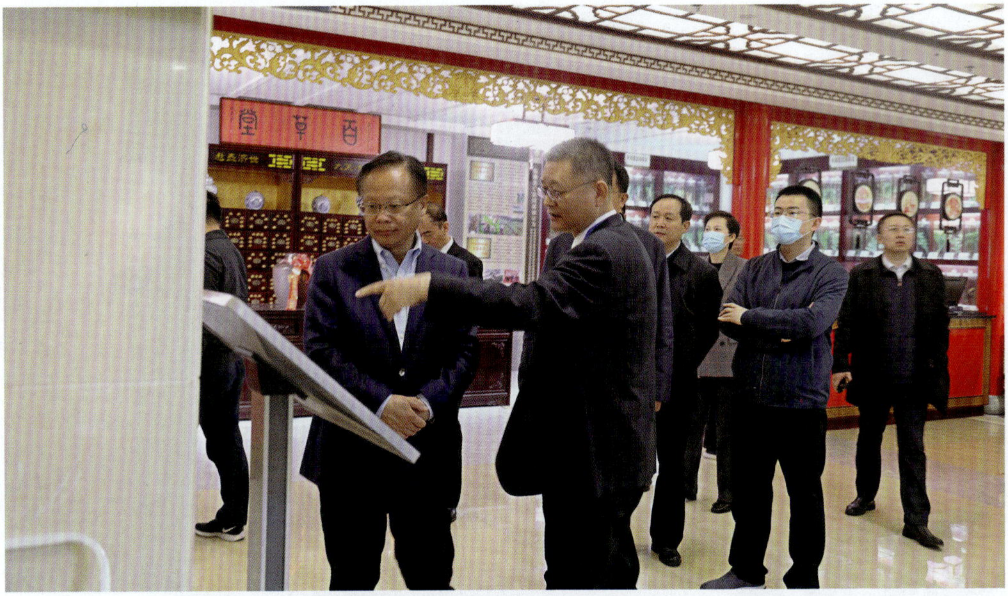

▲国家中医药管理局原副局长秦怀金到临朐县中医院参观指导

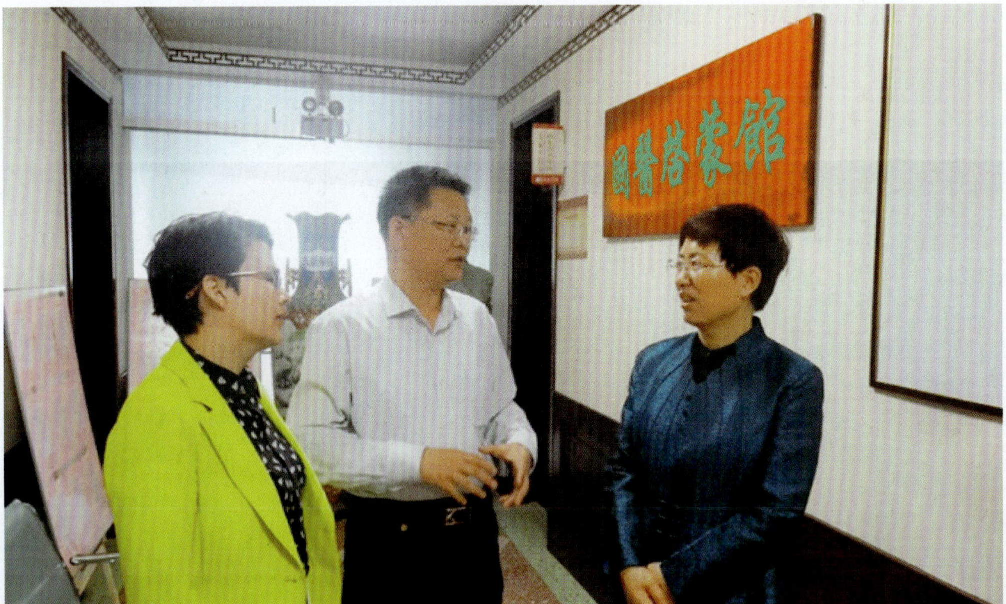

▲ 2015 年 4 月 27 日时任山东省副省长王随莲视察国医启蒙馆

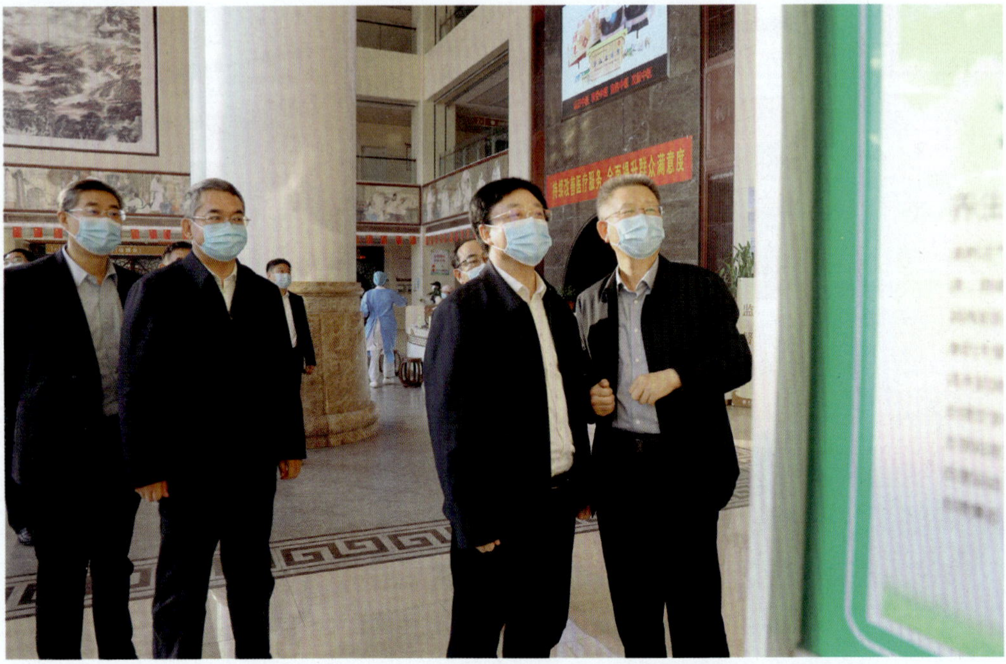

▲ 2021 年 11 月 3 日时任潍坊市市长刘运到临朐县中医院视察国医启蒙馆

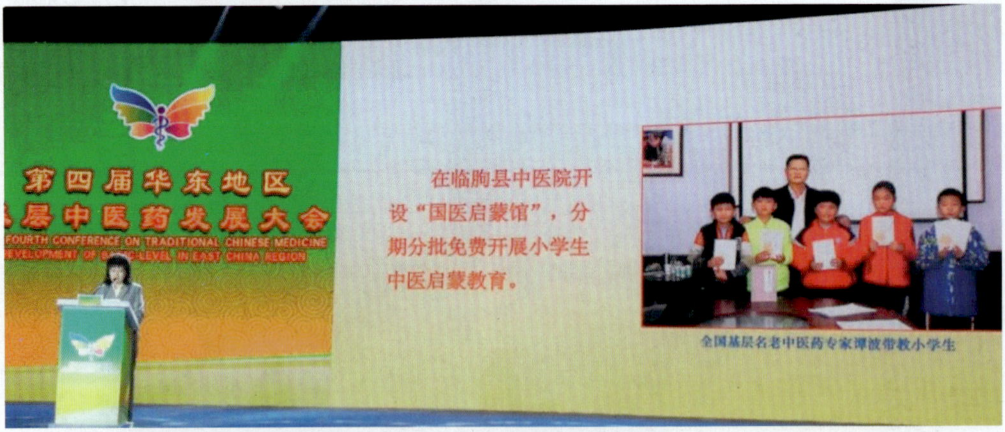

▲ 2019 年 4 月 26 日时任潍坊市副市长李平在第四届华东地区基层中医药发展大会上介绍临朐县中医院国医启蒙馆创办经验

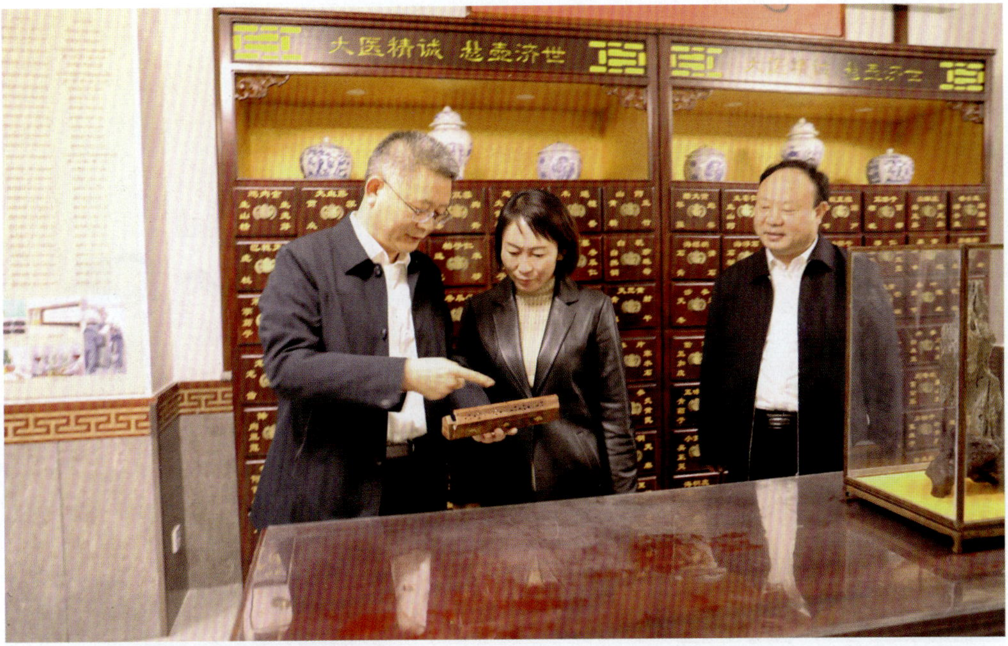

▲ 2021 年 10 月 26 日时任临朐县委书记刘艳芳、县卫生健康局局长李法军视察国医启蒙馆

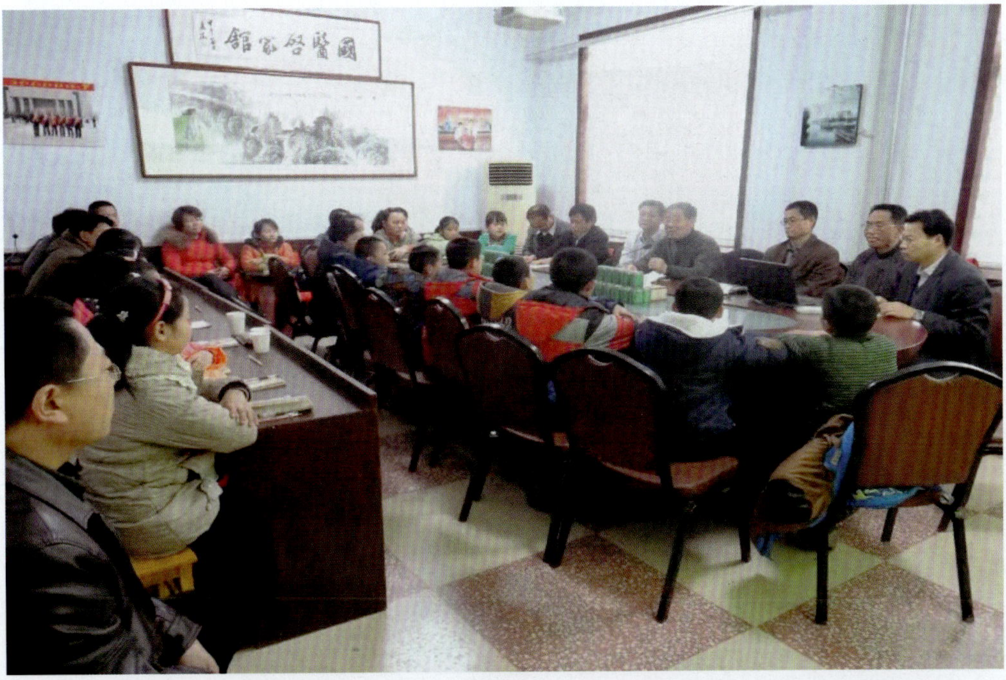

▲山东省名老中医药专家、山东省十大名医、山东中医药大学附属医院尹长健教授为首期国医启蒙馆学生授课

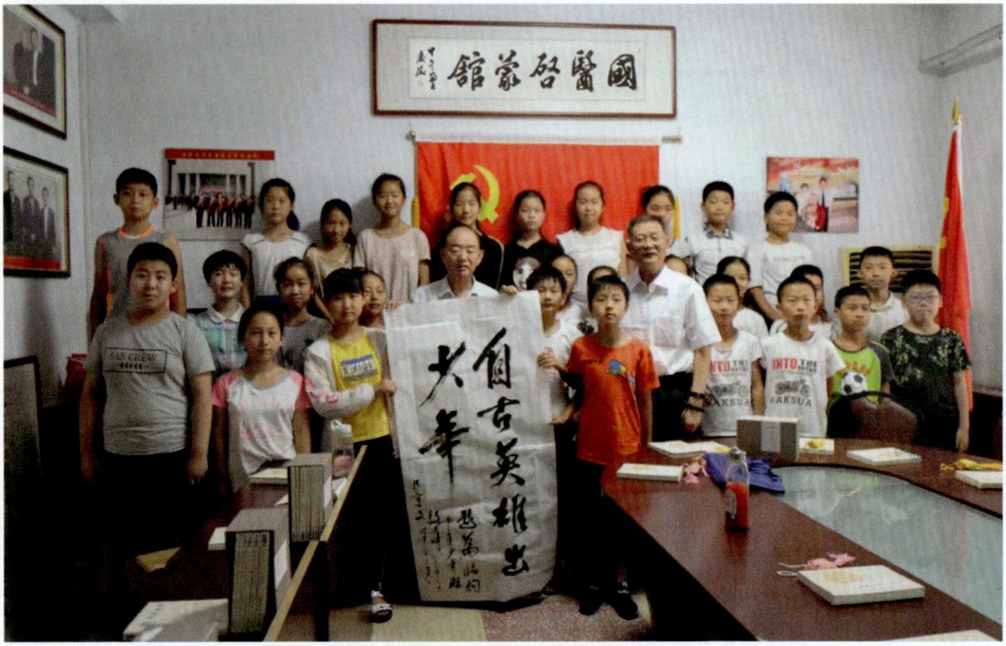

▲全国名中医张奇文为国医启蒙馆学生授课并题字

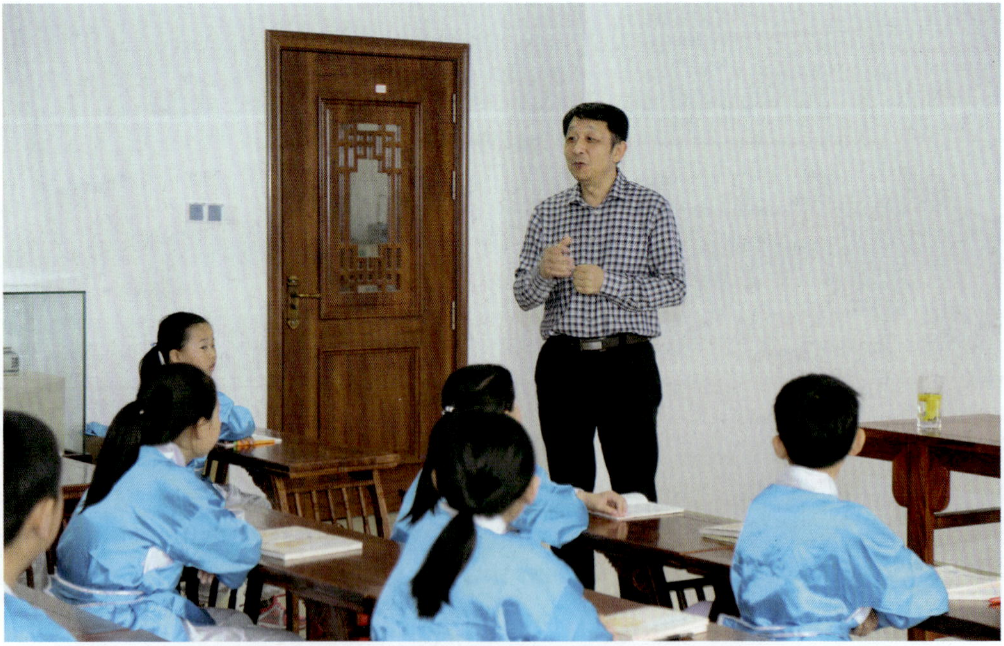

▲山东中医药大学中医文献与文化研究院教授、硕士生导师、中华中医药学会首席健康科普专家刘更生教授为国医启蒙馆学生授课

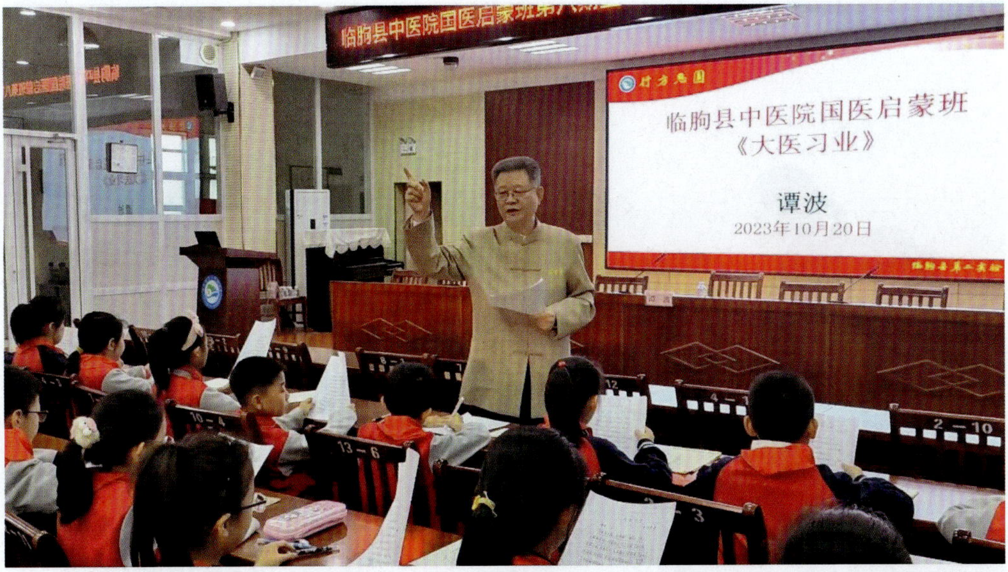

▲全国基层名老中医药专家、山东省名老中医药专家、国医启蒙馆馆长谭波为国医启蒙馆学生授课

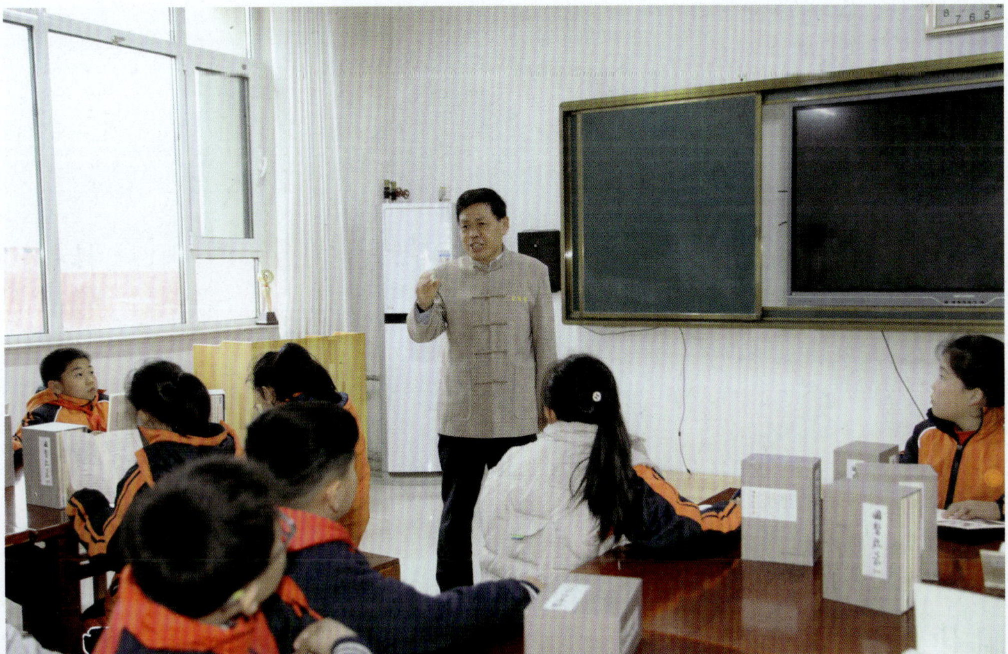

▲山东省名老中医药专家李培乾为国医启蒙馆学生授课

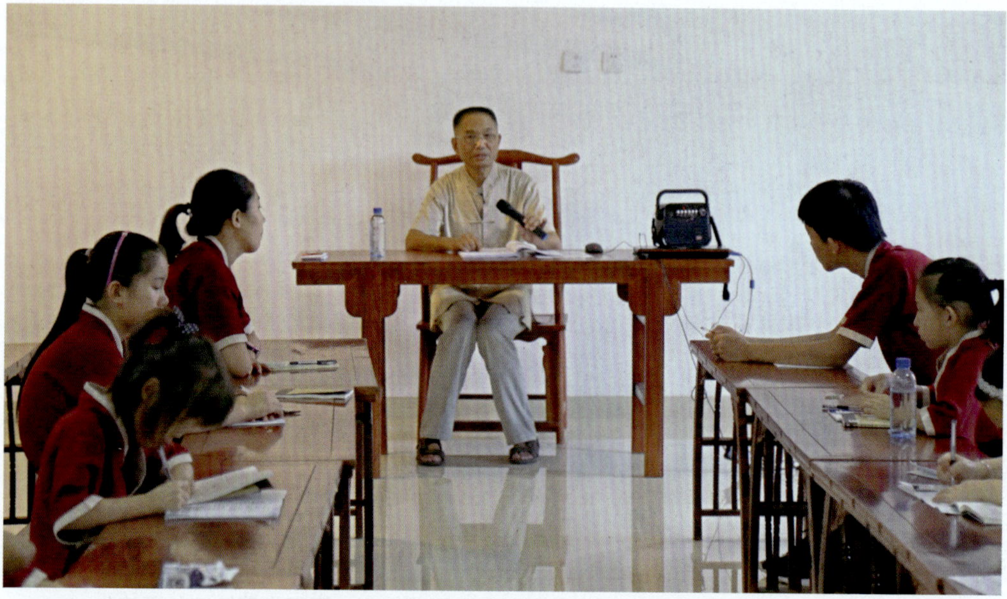

▲临朐县名中医胡文宝为国医启蒙馆学生授课

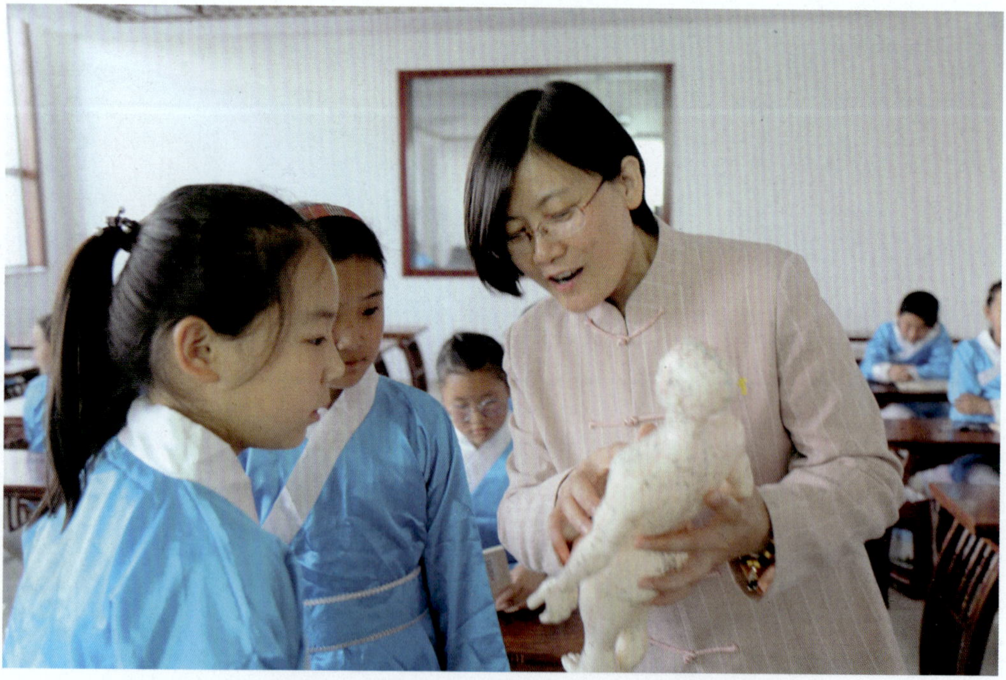

▲潍坊市名中医刘华为国医启蒙馆学生授课

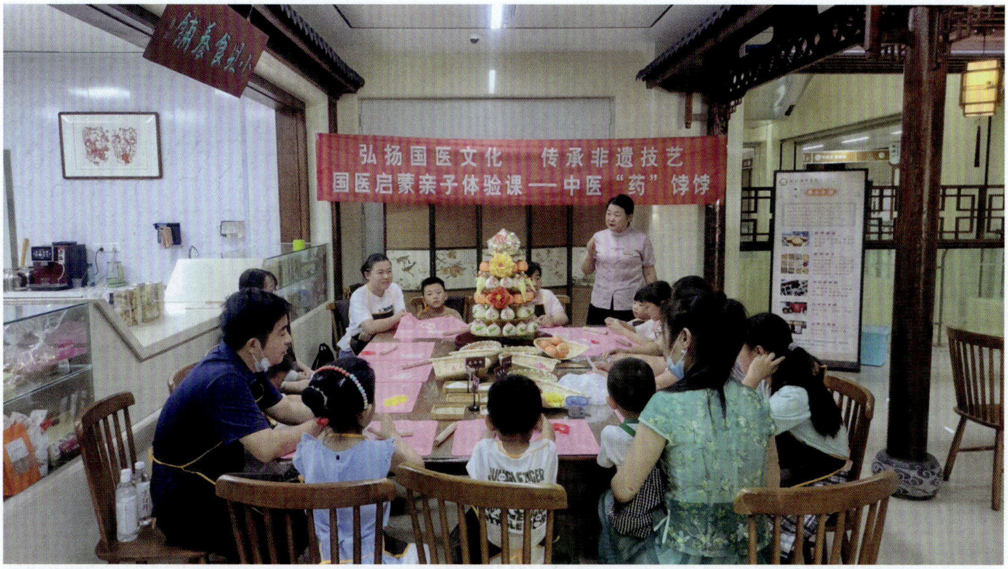

▲ 2023 年 7 月 7 日国医启蒙亲子体验课

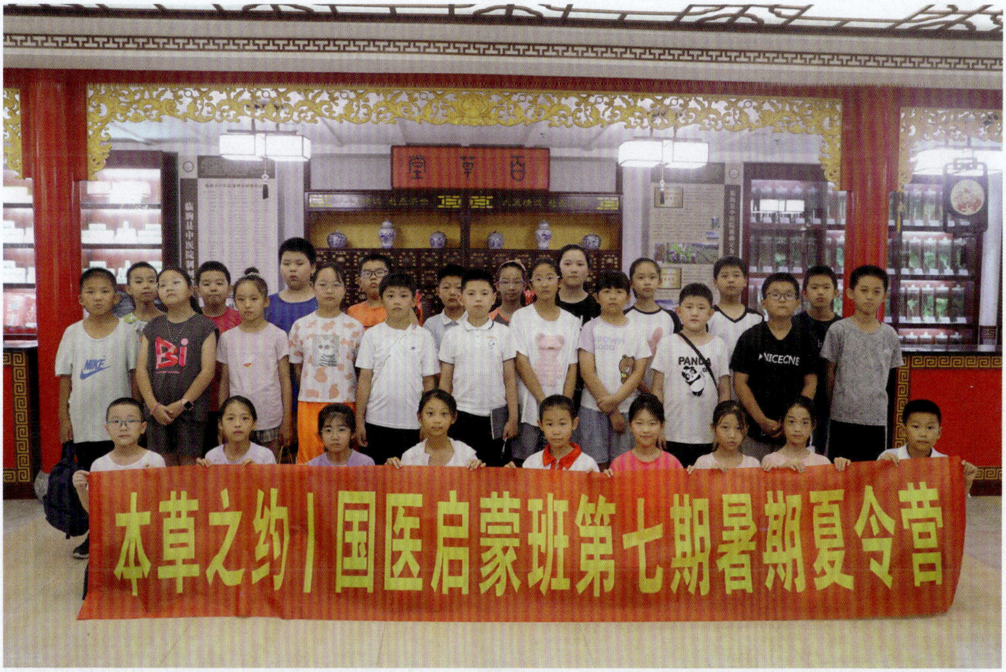

▲ 2023 年 8 月 1 日国医启蒙馆暑期夏令营

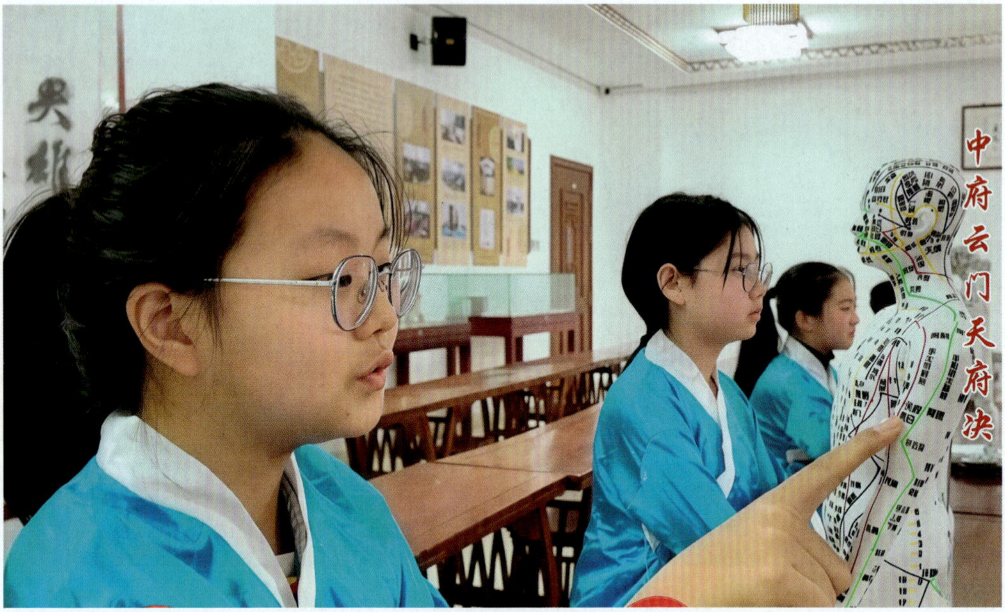

▲ 2025 年 1 月 4 日国医启蒙馆穴位认知课

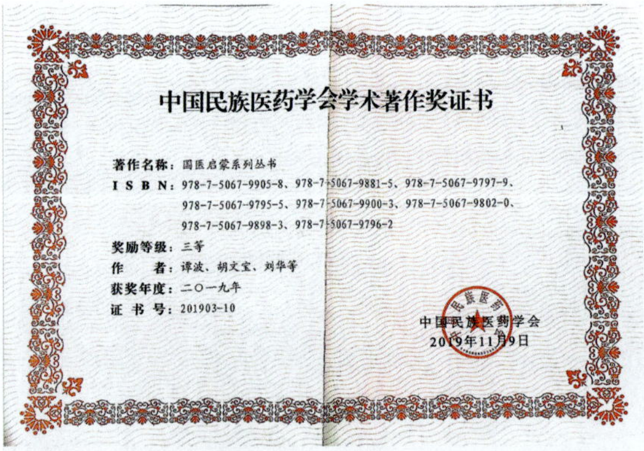

中国民族医药学会学术著作奖证书

著作名称：国医启蒙系列丛书

I S B N：978-7-5067-9905-8、978-7-5067-9881-5、978-7-5067-9797-9、978-7-5067-9795-5、978-7-5067-9900-3、978-7-5067-9802-0、978-7-5067-9898-3、978-7-5067-9796-2

奖励等级：三等

作　　者：谭波、胡文宝、刘华等

获奖年度：二〇一九年

证 书 号：201903-10

中国民族医药学会

2019年11月9日

◀《国医启蒙系列》荣获“中国民族医药学会学术著作奖三等奖”

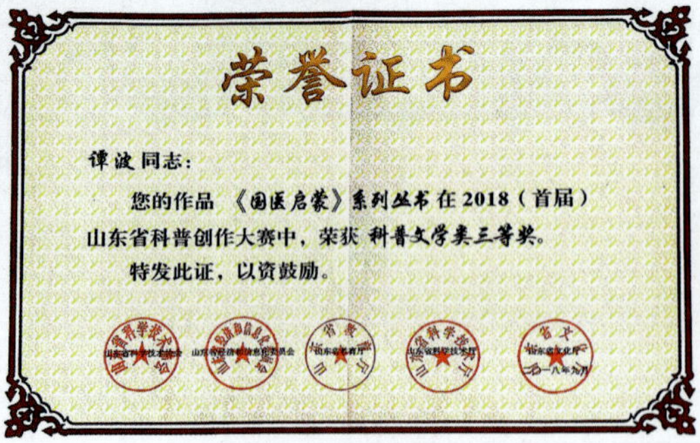

荣誉证书

谭波同志：

您的作品《国医启蒙》系列丛书在 2018（首届）山东省科普创作大赛中，荣获 科普文学类三等奖。

特发此证，以资鼓励。

◀《国医启蒙系列》荣获“山东省科普创作大赛科普文学类三等奖”

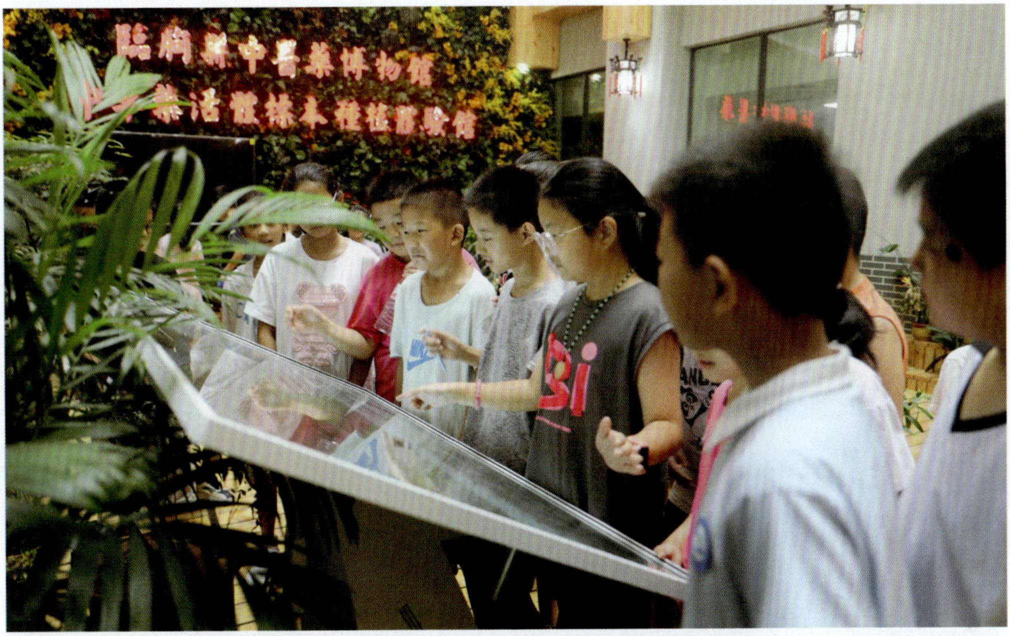

▲国医启蒙馆夏令营营员们查看中药活体标本库

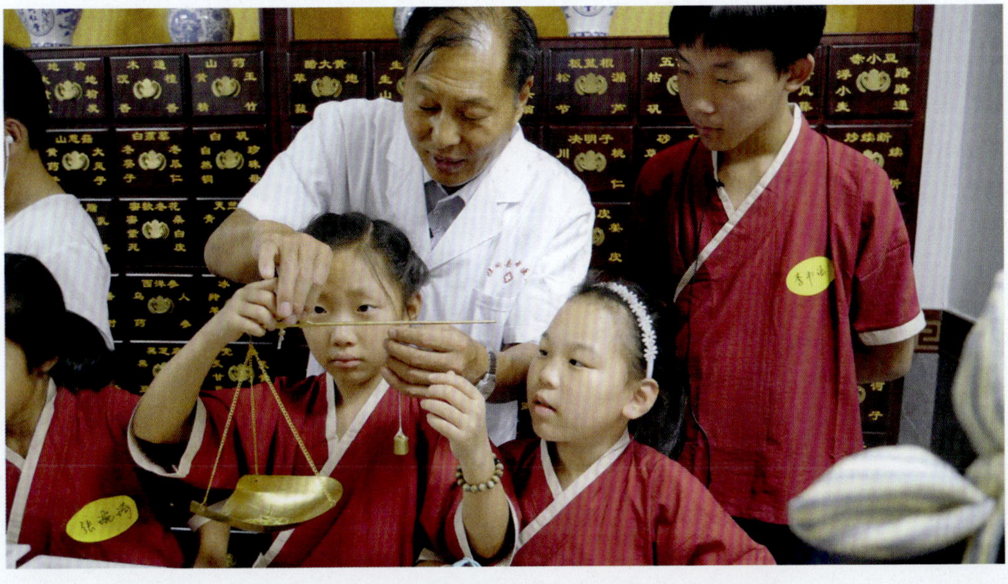

▲国医启蒙馆夏令营营员们辨识中药饮片、学习称量

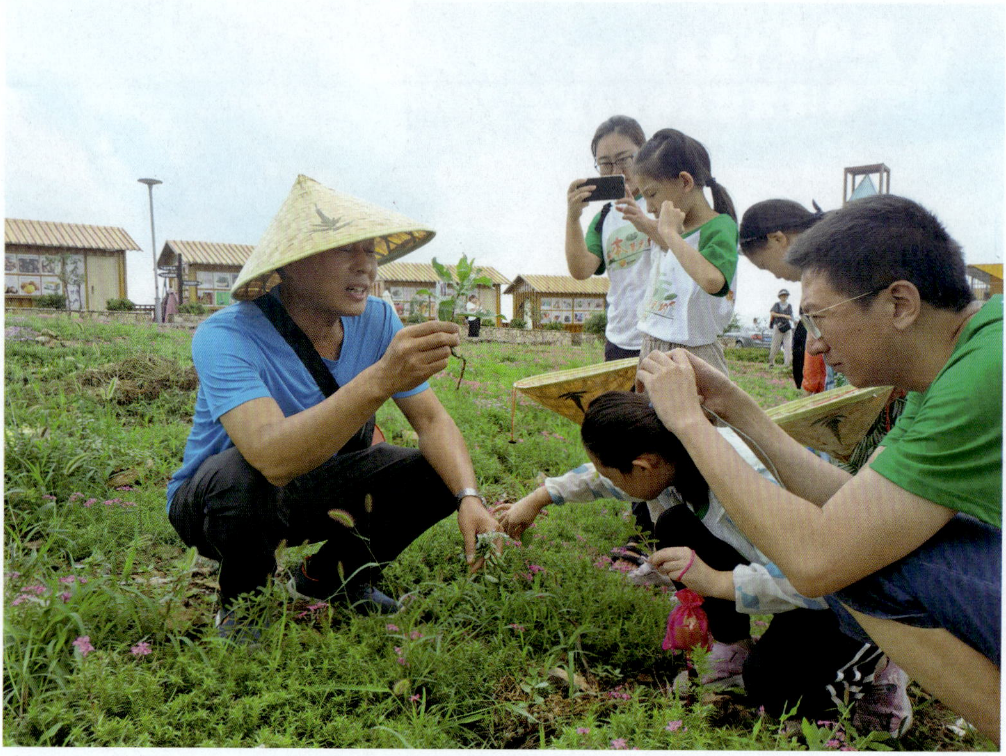

▲国医启蒙馆夏令营营员们辨识中草药

国医启蒙 第二册

医古文选诵

谭　波　刘　华
李培乾　胡文宝　编著

中国健康传媒集团
中国医药科技出版社

内 容 提 要

本书包括医文赏析和图解《标幽赋》两部分。其中医文赏析部分精选 22 篇医古文原文，让读者从古文中感受中医，从源头了解中医。原文配有拼音，之后附有词语解释、释义以及课外练习，方便读者诵读记忆。《标幽赋》是针灸歌赋中的名篇，全文首谈经络，次论候气、论针、取穴等内容。全文朗朗上口，易读易记。本次整理在原文加注拼音，附有词语解释、释义，插入相关穴位图，图文并茂。全书内容传统，形式新颖，旨在让读者从古文中感受中医，从源头处了解中医。

图书在版编目（CIP）数据

医古文选诵 / 谭波等编著 . -- 北京 : 中国医药科技出版社，2025. 5. --（国医启蒙）. -- ISBN 978-7-5214-5221-1

Ⅰ. R2-53

中国国家版本馆 CIP 数据核字第 2025VP8915 号

美术编辑 陈君杞
版式设计 也 在

出版 **中国健康传媒集团** | 中国医药科技出版社
地址 北京市海淀区文慧园北路甲 22 号
邮编 100082
电话 发行：010-62227427 邮购：010-62236938
网址 www.cmstp.com
规格 710 × 1000mm $^{1}/_{16}$
印张 12 $^{1}/_{2}$
字数 232 千字
版次 2025 年 5 月第 1 版
印次 2025 年 5 月第 1 次印刷
印刷 河北环京美印刷有限公司
经销 全国各地新华书店
书号 ISBN 978-7-5214-5221-1
定价 38.00 元

获取新书信息、投稿、为图书纠错，请扫码联系我们。

金 序

振兴中医药事业，人才是关键。如何培养出优秀中医药人才，是完全按照现代院校教育模式？还是兼顾古代中医药师承？大家争论很多，也做了不少探索。

培养一个优秀的中医人才，需要很长时间。中医成长之路，非经典名著滋养下的躬身实践，别无蹊径。我从 14 岁在药店当学徒，已有 84 年，自己跟师学徒，深知带徒之法，口传手授，可述书稿之所未述、教材之所未及。我嗜学经典，广采博记，2014 年入选第二届“国医大师”。听过不如见过，见过不如干过。一个好医生，不仅要学识丰富，还要经验丰富，“学验俱丰”才能有可靠的疗效，只有大量的实践，才能上升到能力。实地观摩，实习实践，理论联系实际，将经验应用于临床实际，是中医学术的活态传承。我以从医 80 多年的经历告诉大家，学习中医就是要练“童子功”，要从娃娃抓起。

今爱徒谭波，勤于学习，善于创新。开“国医启蒙馆”，撰《国医启蒙系列》为教材，挑选小学在校学生，利用周末时间教授中医经典。他提出的中医文化教育从娃娃抓起，让孩子们拥有中医药文化“母语化”的理念，我十分赞同，恰合我意！

谭波和他的同道们创办的国医启蒙班已开办了 8 期，根据教学实践，现在将《国医启蒙系列》教材修订改版。这套书有可自学的“中医经典”，又有学院的教材内容，引用的经典原文分别有注音、词解和白话释义，部分段落有内容的提要，较之前教材更贴近实际生活，更适合教学使用，也是中医爱好者学习中医很好的入门教材。

人生易老，时不我待，转眼我已近百岁，唯愿中医药事业薪火相传，后继有人。爱徒谭波的《国医启蒙系列》改版，让中医药文化走进校园，中医药知识“母语化”，使中医药之振兴踏实前进，足慰我心！

复兴中医待后生！

是以为序。

国医大师 金世元

2024 年 3 月

自 序

为传承、弘扬中医药文化，探索中医教育从小学生抓起的路子，我提出了儿童中医药知识“母语化”的理念，并于 2014 年 12 月在临朐县中医院创办“国医启蒙馆”。从临朐县第二实验小学四年级语文成绩优秀的学生中，选择三十个孩子，利用周末一个下午的时间，免费教授中医药知识。每期学制两年（四年级、五年级）。

由我担任国医启蒙馆馆长，山东省名老中医药专家、山东省十大名医、山东中医药大学附属医院尹常健教授任名誉馆长。该院全国、省、市、县名中医团队专家轮流上课。全国名中医张奇文，山东中医药大学尹常健教授、刘吏生教授先后来国医启蒙馆授课。

针对四、五年级小学生记忆力好的特点，我们强化中医经典背诵，同时以讲故事的形式从中医起源开始，将中医文化的博大精深逐步展开，让小朋友们愿意听、听得懂，培养孩子们对中医药的浓厚兴趣，使他们能了解中医基本常识及简单的中医药保健知识，向家长宣传中医文化及中医常识，提升了家庭和社会的中医药文化氛围。2023 年，我们国医启蒙馆的首批学员王广毓考入了山东中医药大学。

国医启蒙馆创办以来，受到社会各界的广泛关注和好评，潍坊市卫生健康委在全市进行推广，《中国医药报》《大众日报》《联合日报》等进行过专题报道。国家中医药管理局原副局长秦怀金，山东省原副省长王随莲，国医大师、中国工程院院士石学敏以及山东省卫生健康委、山东中医药大学专家学者先后来临朐县中医院调研考察，给予了高度评价。并在第四届华东地区基层中医药发展大会、山东省中医药文化推进会及全国各地做经验交流。

结合教学，我于2017年主持编纂了《国医启蒙系列》丛书作为国医启蒙馆的教材。全书共8册67万字，包括《内经选诵（注音版）》《注解雷公药性赋（注音版）》《图解标幽赋（注音版）》《经典医古文诵读（注音版）》《中医史上的那些人与事儿》《博大精深的中医之理》《医学三字经诵读（注音版）》《濒湖脉学诵读》《汤头歌诀诵读（注音版）》。该套丛书在2018年首届山东省科普创作大赛中荣获科普文学类三等奖，2019年获得中国民族医药学会学术著作三等奖。在此基础上，国医启蒙馆教学组已完成科研1项，即《儿童国医启蒙教学方法与效果的探讨》，发表《儿童中医启蒙教学方法与效果的探讨》《中医启蒙教育的研究探索》2篇论文。

国医启蒙馆开馆已十个年头了，根据教学实践需要，我们对《国医启蒙系列》丛书的内容进行调整补充，增加了中医的诊断方法、治疗方法、中药使用知识、《内经》概论及中医大事年表等，拟以改版。改版后的教材更加切合教学实用，更可读易学。

感谢九十八岁高龄的恩师金世元国医大师为本书改版题词并作序！

感谢十年来国医启蒙馆全体教师的辛勤付出！

感谢关心支持国医启蒙馆工作的领导和社会各界人士！

感谢为本书文字录入工作做出贡献的刘帼豪、杨静、马铭科同志！

谭波

2025年3月

编写说明

医古文是古代医家撰写的医学典籍，采用的是古代汉语的文体，它凝聚了我们祖先几千年来同疾病作斗争的丰富经验，是古代灿烂文化的精华部分。继承、挖掘、整理、提高中医学，学好医古文是必由之路。读好医古文，能够提高古文水平、丰富文化修养、学习医学知识，一举三得。

本书以赏析的形式，精选在中医学发展史上有过较大影响的医药学家作品，包括医药名家传记、医著序文、医学论文、医案、医话等。选文原则，力求文医兼顾，短小精悍，生动活泼。

为便于小学生阅读，本书对原文进行拼音标注。文后注解重点词语，释译全文。其中《标幽赋》部分还对穴位进行图解，更加直观形象。

在国医启蒙教学中，面向小学生开设医古文课程，尚属探索尝试，由于经验不足，时间仓促，难免存在许多问题和错误，恳请广大读者提出宝贵意见。

编者

2025 年 2 月

目录

第一篇 医文赏析

第二篇 图解《标幽赋》

第一篇

医文赏析

chóng guǎng bǔ zhù huáng dì nèi jīng sù wèn xù
《重广补注黄帝内经素问》序

qǐ xuán zǐ wángbīng zhuàn
启玄子 王冰 撰

fū shì fù tuō jiān quánzhēn dǎo qì zhěng lí yuán yú rén shòu jì léi
【原文】 夫释缚脱艰，全真导气，拯黎元于人寿，济羸
liè yǐ huò ān zhě fēi sān shèng dào zé bù néng zhì zhī yǐ kǒng ān guó xù shàng shū
劣以获安者，非三圣道则不能至之矣。孔安国序《尚书》
yuē fú xī shénnóng huáng dì zhī shū wèi zhī sān fén yán dà dào yě bān gù
曰：伏羲、神农、黄帝之书，谓之三坟，言大道也。班固
hàn shū yì wén zhì yuē huáng dì nèi jīng shí bā juàn sù wèn jí qí jīng
《汉书·艺文志》曰：《黄帝内经》十八卷。《素问》即其经
zhī jiǔ juàn yě jiān líng shū jiǔ juàn nǎi qí shù yān suī fù nián yí dài gé ér
之九卷也，兼《灵枢》九卷，乃其数焉。虽复年移代革，而
shòu xué yóu cún jù fēi qí rén ér shí yǒu suǒ yǐn gù dì qī yī juàn shī shì cáng
授学犹存，惧非其人，而时有所隐，故第七一卷，师氏藏
zhī jīn zhī fèng xíng wéi bā juàn ěr rán ér qí wén jiǎn qí yì bó qí lǐ ào
之，今之奉行，惟八卷尔。然而其文简，其意博，其理奥，
qí qù shēn tiān dì zhī xiàng fēn yīn yáng zhī hóu liè biàn huà zhī yóu biǎo sǐ shēng zhī
其趣深，天地之象分，阴阳之候列，变化之由表，死生之
zhàozhāng bù móu ér xiá ěr zì tóng wù yuē ér yǒu míng sī qì jī qí yán yǒu zhēng
兆彰，不谋而遐迩自同，勿约而幽明斯契，稽其言有征，
yàn zhī shì bù tè chéng kě wèi zhì dào zhī zōng fèngshēng zhī shǐ yǐ
验之事不忒，诚可谓至道之宗，奉生之始矣。

jiǎ ruò tiān jī xùn fā miào shí xuán tōng chǎnmóu suī shǔ hū shēng zhī biāo gé yì
假若天机迅发，妙识玄通，蒇谋虽属乎生知，标格亦
zī yú gǔ xùn wèi cháng yǒu xíng bù yóu jìng chū bù yóu hù zhě yě rán kè yì yán jīng
资于诂训，未尝有行不由径，出不由户者也。然刻意研精，
tàn wēi suǒ yǐn huò shí qì zhēn yào zé mù niú wú quán gù dòng zé yǒu chéng yóu guǐ
探微索隐，或识契真要，则目牛无全，故动则有成，犹鬼
shén yōu zàn ér mìng shì qí jié shí shí jiān chū yān zé zhōu yǒu qín gōng hàn yǒu chún
神幽赞，而命世齐杰，时时间出焉。则周有秦公，汉有淳

yú gōng　wèi yǒu zhāng gōng　huà gōng　jiē dé sī miào dào zhě yě　xián rì xīn qí yòng
于公，魏有张公、华公，皆得斯妙道者也。咸日新其用，
dà jì zhēng rén　huá yè dì róng　shēng shí xiāng fù　gài jiào zhī zhù yǐ　yì tiān zhī
大济蒸人，华叶递荣，声实相副，盖教之著矣，亦天之
jiǎ yě
假也。

【释义】 想要解除疾病的痛苦，保全人体的真气，使广大百姓都能够健康长寿，体弱多病的人也能得以平安，不按照三圣的教导去做，是不能实现的。所以孔安国在为《尚书》作的序文中说：伏羲、神农、黄帝的书，称为“三坟”，讲的都是大道理。班固在《汉书·艺文志》中也说:《黄帝内经》十八卷。这部《素问》就是其中的九卷，加上《灵枢》九卷，就是《黄帝内经》的总卷数了。虽经岁月推移，朝代变革，但《内经》这部医学经典著作，还是通过授受相传的方式保留了下来。有时也因为怕求学之人不合适，而将它藏起来，如第七卷就是被老师们珍藏起来了，因而现在流传的《素问》只有八卷。然而，《素问》一书，文辞简要，寓意广博，道理深奥，意趣深远。它分析了天地运动的现象，列举了阴阳变化的征候，说明了事物变化的一般规律，指出了人的生死征兆。人们若掌握了这些敏锐的见解，精辟的论述，不需谋划商量，对于古今远近的事理认识则自然相同；不需事前约定，对于深浅晦明的死生事实，看法则容易取得一致。考查其言论，都有依据，经过实践验证，也都没有差错。因此可以说，它是深奥正确的中医学理论的根本，是奉养生命的本源。

假如天资聪敏，能够通晓深奥的道理，并对事理有全面的理解，属于智慧出众，有先见之明，但要真正了解古代经典的精深含义，还必须借助于训诂。没有行不由径，出不经门的。《内经》虽然难学，但只要刻苦钻研，深入钻研其中的精深道理，探求其精细隐晦的奥秘，掌握它的精神实质，便能像庖丁解牛一样熟练，透彻了解《素问》的微言要义，实践起来，才能得心应手，取得理想的成效，像有神仙在暗中帮助一样，因此，杰出的医家才会经常出现。如周代的秦越人扁鹊，汉代的淳于意，汉魏时期的张机和华佗，都是悟到了其中的妙义。他们在实践中，不断创新，迅速解除了人们的疾苦，同时，也使医学理论花繁叶茂，不断向前发展，对保障人们的健康起到了巨大作用。这些显著的学术成就的取得，既是《素问》教化的显著成果，也是因为他们天资过人吧。

【原文】冰弱龄慕道，夙好养生，幸遇真经，式为龟镜。而世本纰缪，篇目重叠，前后不伦，文义悬隔，施行不易，披会亦难，岁月既淹，袭以成弊。或一篇重出，而别立二名；或两论并吞，而都为一目；或问答未已，别树篇题；或脱简不书，而云世阙。重《经合》而冠《针服》，并《方宜》而为《咳篇》，隔《虚实》而为《逆从》，合《经络》而为《论要》，节《皮部》为《经络》，退《至教》以《先针》，诸如此流，不可胜数。且将升岱岳，非径奚为，欲诣扶桑，无舟莫适。乃精勤博访，而并有其人，历十二年，方臻理要，询谋得失，深遂夙心。

时于先生郭子斋堂，受得先师张公秘本，文字昭晰，义理环周，一以参详，群疑冰释。恐散于末学，绝彼师资，因而撰注，用传不朽，兼旧藏之卷，合八十一篇二十四卷，勒成一部。冀乎究尾明首，寻注会经，开发童蒙，宣扬至理而已。其中简脱文断，义不相接者，搜求经论所有，迁移以补其处，篇目坠缺，指事不明者，量其意趣，加字以昭其义。篇论吞并，义不相涉，阙漏名目者，区分事类，别目以冠篇首。君臣请问，礼仪乖失者，考校尊卑，增益以光其意。错简碎文，前后重叠者，详其指趣，削去繁杂，以存其要。辞理秘密，难粗论述者，别撰《玄珠》，以陈其道。凡所加字，皆朱书其文，使今古必分，字

bù zá róu shù jué zhāo zhāng shèng zhǐ fū chàng xuán yán yǒu rú liè sù gāo xuán kuí
不杂糅。庶厥昭彰圣旨，敷畅玄言，有如列宿高悬，奎
zhāng bù luàn shēn quán jìng yíng lín jiè xián fēn jūn chén wú yāo wáng zhī qī yí xià
张不乱，深泉净滢，鳞介咸分，君臣无夭亡之期，夷夏
yǒu yán líng zhī wàng bǐ gōng tú wù wù xué zhě wéi míng zhì dào liú xíng huī yīn lěi
有延龄之望。俾工徒勿误，学者惟明，至道流行，徽音累
zhǔ qiān zǎi zhī hòu fāng zhī dà shèng zhī cí huì wú qióng
属，千载之后，方知大圣之慈惠无穷。

shí dà táng bǎo yìng yuán nián suì cì rén yín xù
时大唐宝应元年岁次壬寅序

【释义】 我年轻时就信仰医学道理，一向注重养生，幸运地得到这部医学经典，用以作为医道的准则。但世上流传的版本，大多有错误，如篇章目录重复，前后次序颠倒，内容不连贯，很难推广应用、阅读领会，年深日久，沿用下来就造成了许多弊端。或一篇论述重复出现，却有两个篇名；或两篇论述并在一起，而归在一个题目下；或问答未完，却又另立篇题；或虽有文字脱简，却不予增补，却说历代都是残缺的。如《经合》一篇重复出现，而加上《针服》的名称；将《异法方宜论》并入《咳论篇》内；把《通评虚实论》混杂于《四时刺逆从论》中；把《经络篇》并入《玉版论要》；把《皮部论》割裂开来作为《经络论》；把《著至教论》放置于后，而将《针解篇》排在前面。诸如此类问题，不可胜数，给学习和掌握《内经》带来许多困难。犹如要登上泰山，不知路径怎么攀登？想去扶桑国，没有船舶怎能到达？于是，我精心研究，广泛收集有关资料，访求请教精通《内经》的人，经过十二年的努力，才达到条理明晰的效果。掌握了要领，辨析了正确与错讹，深深地感到实现了多年的心愿。

那时，在郭先生的书斋里，我得到先师张公的秘藏版本，其文字明白清晰，理义广博周详，经过详细的参阅，解惑了许多疑难问题。这样的书，我唯恐其散失于后学，断绝了学习的师资，因此，加以撰述注释，并添加了旧藏的第七卷，使它永传后世，共八十一篇二十四卷，合刻为一部。目的是希望能够使全书内容前后连贯，通晓明白，通过注释，领会经文，启发初学，宣扬其中的重要道理。对其中脱简、文义不相衔接的，则搜集经论上的有关论述，进行迁移补充。篇目遗缺不全、所指事理不够清楚的，则审度其原文的意思，增加适当的字句，使之通畅明白。君臣问答不符合礼仪的，则查考尊卑，予以校正或加以说明，使原意更加明确。因错简而导致文字残碎或前后重复的，则详细查考所指内容，删除繁

杂的内容，保存重要的内容。辞句艰深、道理玄奥、难以粗略论述的，则另撰《玄珠密语》，陈述其中的道理。撰著过程中，凡是我所加的文字，都用朱红笔书写，使古今文字区别开来，不致混淆。希望能发扬上古圣人的旨意，使精深的学说得到发扬光大，犹如星宿布列，高悬于天空，奎星、张星有序不乱；又像清澈透明的深泉，鱼虫鳞介都能分辨清楚。这样，则君臣上下，不致发生早衰枉死的情况；从边疆到中原，人们都能健康长寿；医生有正确的理论指导，才不致犯错；后学者也容易掌握。如此重要的理论，能够流行于世，福音连绵。千年之后，人们更能体会到，古代圣贤对我们的慈爱和恩惠是无穷无尽的。

时在大唐宝应元年岁次壬寅作序

dà yī jīng chéng

大医精诚

táng sūn sī miǎo

唐·孙思邈

zhāngzhàn yuē fū jīng fāng zhī nán jīng yóu lái shàng yǐ

【原文】 张湛曰[1]：“夫经方之难精[2]，由来尚矣[3]。”

jīn bìng yǒu nèi tóng ér wài yì yì yǒu nèi yì ér wài tóng gù wǔ zàng liù fǔ zhī yíng

今病有内同而外异[4]，亦有内异而外同，故五脏六腑之盈

xū xiě mài róng wèi zhī tōng sè gù fēi ěr mù zhī suǒ chá bì xiān zhěn hòu yǐ

虚[5]，血脉荣卫之通塞[6]，固非耳目之所察，必先诊候以

shěn zhī ér cùn kǒu guān chǐ yǒu fú chén xián jǐn zhī luàn shù xué liú zhù yǒu

审之[7]。而寸口关尺，有浮沉弦紧之乱；腧穴流注[8]，有

gāo xià qiǎn shēn zhī chā jī fū jīn gǔ yǒu hòu báo gāng róu zhī yì wéi yòng xīn jīng wēi

高下浅深之差；肌肤筋骨，有厚薄刚柔之异。唯用心精微

zhě shǐ kě yǔ yán yú zī yǐ jīn yǐ zhì jīng zhì wēi zhī shì qiú zhī yú zhì cū

者，始可与言于兹矣。今以至精至微之事[9]，求之于至粗

zhì jiān zhī sī qǐ bù dài zāi ruò yíng ér yì zhī xū ér sǔn zhī tōng ér chè

至浅之思，岂不殆哉[10]？若盈而益之，虚而损之，通而彻

zhī sè ér yōng zhī hán ér lěng zhī rè ér wēn zhī shì zhòng jiā qí jí

之[11]，塞而壅之[12]，寒而冷之，热而温之，是重加其疾。

ér wàng qí shēng wú jiàn qí sǐ yǐ gù yī fāng bǔ shì yì néng zhī nán jīng zhě

而望其生，吾见其死矣。故医方卜筮[13]，艺能之难精者

yě jì fēi shénshòu hé yǐ dé qí yōu wēi shì yǒu yú zhě dú fāng sān nián biàn

也[14]，既非神授，何以得其幽微？世有愚者，读方三年，便

wèi tiān xià wú bìng kě zhì jí zhì bìng sān nián nǎi zhī tiān xià wú fāng kě yòng gù xué

谓天下无病可治；及治病三年，乃知天下无方可用。故学

zhě bì xū bó jí yī yuán jīng qín bù juàn bù dé dào tīng tú shuō ér yán yī dào yǐ

者必须博极医源，精勤不倦，不得道听途说[15]，而言医道已

liǎo shēn zì wù zāi

了，深自误哉！[16]

【词语解释】

① 张湛：东晋学者。

② 经方：泛指医道。

③ 尚：久远。

④ 今：语首助词。

⑤ 盈：实。

⑥ 荣：通“营”。指营气。

⑦ 诊候：诊察脉候。

⑧ 流注：经络气血运行灌注。

⑨ 今：如果。以至精至微之事：做着极其精微的事情。

⑩ 殆：危险。

⑪ 彻：疏导。

⑫ 壅：阻塞。

⑬ 卜筮：古时用龟甲占吉凶曰卜，用蓍草算吉凶曰筮。

⑭ 艺能：技能。

⑮ 道听途说：在道路上传播的流言，指没有根据的话。

⑯ 深自误哉：这样就深深地害了自己。

【释义】 张湛说：“医道难以精通，由来已经很久了。”疾病有内在病因相同而外在症状不同的，也有内在病因不同而外在症状相同的，因此五脏六腑的虚或实，血脉营卫之气的畅通或阻塞，不能单凭人的耳朵、眼睛辨察，必须先诊察脉候。但寸、关、尺三部脉象有浮、沉、弦、紧的不同；腧穴气血的流通输注，有高低浅深的差别；肌肤有厚薄之分，筋骨有强壮柔弱的不同。只有用心精细的人，才可以同他谈论这些道理。这些最精微的医学道理，如果用最粗浅的思想去探求，怎能不危险呢？如果是实证却去补益，虚证却去损耗；泄泻证却用通利之法，闭塞证却用阻塞之法；寒证却用寒凉药，热证却用温热药，这样反而是加重了病人病情，本意是希望他能活，但结果却导致其死亡。所以医学与占卜，是难以精通的技艺，既然不是神仙传授，凭什么能掌握那些深奥微妙的道理呢？社会上有些愚蠢的人，读了三年医书，便认为天下没有什么他无法治疗的疾病；等到治了三年病，才知道天下没有足够的医方可以用。所以学医的人，一定要广泛深入地探究医学本源，专心勤奋，毫不懈怠，不能道听途说，一知半解，就说已经全部掌握医学理论，这样会深深地害了自己啊！

fán dà yī zhì bìng　bì dāng ān shén dìng zhì　wú yù wú qiú　xiān fā
【原文】 凡大医治病，必当安神定志，无欲无求，先发
dà cí cè yǐn zhī xīn　shì yuàn pǔ jiù hán líng zhī kǔ　ruò yǒu jí è lái qiú jiù
大慈恻隐之心①，誓愿普救含灵之苦②。若有疾厄来求救
zhě　bù dé wèn qí guì jiàn pín fù　zhǎng yòu yán chī　yuàn qīn shàn yǒu　huá
者③，不得问其贵贱贫富④，长幼妍媸⑤，怨亲善友⑥，华
yí yú zhì　pǔ tóng yī děng　jiē rú zhì qīn zhī xiǎng　yì bù dé zhān qián gù hòu
夷愚智⑦，普同一等，皆如至亲之想。亦不得瞻前顾后，
zì lǜ jí xiōng　hù xī shēn mìng　jiàn bǐ kǔ nǎo　ruò jǐ yǒu zhī　shēn xīn qī chuàng
自虑吉凶，护惜身命。见彼苦恼，若己有之，深心凄怆⑧。
wù bì xiǎn xī　zhòu yè　hán shǔ　jī kě　pí láo　yī xīn fù jiù　wú zuò gōng
勿避险巇⑨、昼夜、寒暑、饥渴、疲劳，一心赴救，无作功
fū xíng jì zhī xīn　rú cǐ kě wéi cāng shēng dà yī　fǎn cǐ zé shì hán líng jù zéi
夫形迹之心⑩。如此可为苍生大医，反此则是含灵巨贼⑪。
zì gǔ míng xián zhì bìng　duō yòng shēng mìng yǐ jì wēi jí　suī yuē jiàn chù guì rén　zhì
自古名贤治病，多用生命以济危急，虽曰贱畜贵人，至
yú ài mìng　rén chù yī yě　sǔn bǐ yì jǐ　wù qíng tóng huàn　kuàng yú rén hū　fú
于爱命，人畜一也，损彼益己，物情同患⑫，况于人乎！夫
shā shēng qiú shēng　qù shēng gèng yuǎn　wú jīn cǐ fāng suǒ yǐ bù yòng shēng mìng wéi yào zhě
杀生求生，去生更远，吾今此方所以不用生命为药者，
liáng yóu cǐ yě　qí méng chóng　shuǐ zhì zhī shǔ　shì yǒu xiān sǐ zhě　zé shì ér yòng
良由此也。其虻虫、水蛭之属，市有先死者，则市而用
zhī　bù zài cǐ lì　zhǐ rú jī luǎn yī wù　yǐ qí hún dùn wèi fēn　bì yǒu
之⑬，不在此例。只如鸡卵一物，以其混沌未分⑭，必有
dà duàn yào jí zhī chù　bù dé yǐ yǐn rěn ér yòng zhī　néng bù yòng zhě　sī wéi dà
大段要急之处⑮，不得已隐忍而用之。能不用者，斯为大
zhé　yì suǒ bù jí yě　qí yǒu huàn chuāng yí xià lì　chòu huì bù kě zhān shì
哲⑯，亦所不及也。其有患疮痍下痢，臭秽不可瞻视，
rén suǒ wù jiàn zhě　dàn fā cán kuì qī lián yōu xù zhī yì　bù dé qǐ yī niàn dì jiè zhī
人所恶见者，但发惭愧凄怜忧恤之意，不得起一念蒂芥之
xīn　shì wú zhī zhì yě
心⑰，是吾之志也。

【词语解释】

①恻隐：怜悯。

②含灵：人民。

③ 疾厄：疾苦。

④ 贵贱：贵，位尊之人。贱，位卑之人。

⑤ 妍媸：美丑。

⑥ 怨亲善友：关系亲疏。善，交往一般者。友，关系密切者。

⑦ 华夷：华，中国古称。夷，对异族的称呼。

⑧ 深心：内心。凄怆：悲痛。

⑨ 险巇：艰难崎岖。

⑩ 作：产生。功夫：耽搁时间。形迹：婉言推脱。

⑪ 贼：害人的人。

⑫ 物情同患：生物之情共同憎恶。

⑬ 市：购买。

⑭ 混沌：天地未分时的状态。此指鸡雏成形前的状态。

⑮ 大段：十分重要。

⑯ 大哲：才能见识超越寻常的人。

⑰ 蒂芥：细小的怨恨或不快。

【释义】 大凡德才兼备的医生治疗疾病，一定要安定神志，没有私欲和贪求，首先产生慈爱怜悯之心，立誓志愿救助人民的疾苦。如果有因疾苦来求救治的人，不管他的地位高低，家境贫富，年龄大小，容貌美丑，关系亲疏，汉族异族，愚者智者，都要同样看待，都像最亲近的人一样地看待，也不能瞻前顾后，考虑个人的得失，爱惜自己的身家性命。看到病人的痛苦烦恼，就像病在自己的身上一样，内心悲痛。不回避艰险崎岖、白天黑夜、严寒酷暑、饥渴疲劳，全心全意地去救护病人，不能产生延误时间、婉言推托的想法。像这样便可以成为百姓的好医家，与此相反的便是人民的大害。自古名医治病，多数都用活物来救治危急的病人，虽然说人们认为牲畜是低贱的，人是高贵的，但在爱惜自己的生命方面，人类和牲畜都是一样的。损害对方补益自己，是生物之情共同憎恶的，何况是人呢！用杀害牲畜来求得生存，那么背离生存之道就更远了。我现在这部《千金要方》不用活物作为药物的原因，就是因为这些。如果是虻虫、水蛭这一类药，街市上有已经死了的，就买来用它，不在此例。只是像鸡蛋这样的东西，因为它尚未成形，一定要在重大危急关头，不得已才忍痛使用它。能不使用活物的医家，才是才能识见超越寻常的人，也是我比不上的地方。如果有患疮疡、泻痢，污臭不堪入目，人们厌恶看到的病人，只能萌发羞愧、悲伤、同情、怜悯的心情，不能产生一点不快的念头，这就是我的志向。

fū dà yī zhī tǐ　yù de chéng shén nèi shì　wàng zhī yǎn rán
【原文】 夫大医之体①，欲得澄神内视②，望之俨然③，
kuān yù wāng wāng　bù jiǎo bù mèi　xǐng bìng zhěn jí　zhì yì shēn xīn　xiáng
宽裕汪汪④，不皎不昧⑤。省病诊疾⑥，至意深心⑦；详
chá xíng hòu　xiān háo wù shī　chǔ pàn zhēn yào　wú dé cēn cī　suī yuē bìng yí sù
察形候，纤毫勿失⑧；处判针药，无得参差⑨。虽曰病宜速
jiù　yào xū lín shì bù huò　wéi dāng shěn dì tán sī　bù dé yú xìng mìng zhī shàng
救，要须临事不惑。唯当审谛覃思⑩，不得于性命之上，
shuài ěr zì chěng jùn kuài　yāo shè míng yù　shèn bù rén yǐ　yòu dào bìng jiā　zòng
率尔自逞俊快⑪，邀射名誉⑫，甚不仁矣！又到病家，纵
qǐ luó mǎn mù　wù zuǒ yòu gù miǎn　sī zhú còu ěr　wú dé sì yǒu suǒ yú
绮罗满目⑬，勿左右顾眄⑭，丝竹凑耳⑮，无得似有所娱，
zhēn xiū dié jiàn　shí rú wú wèi　líng lù jiān chén　kàn yǒu ruò wú　suǒ yǐ ěr
珍羞迭荐⑯，食如无味，醽醁兼陈⑰，看有若无。所以尔
zhě　fū yī rén xiàng yú　mǎn táng bù lè　ér kuàng bìng rén kǔ chǔ　bù lí sī
者，夫一人向隅⑱，满堂不乐，而况病人苦楚，不离斯
xū　ér yī zhě ān rán huān yú　ào rán zì dé　zī nǎi rén shén zhī suǒ gòng chǐ　zhì
须。而医者安然欢娱，傲然自得，兹乃人神之所共耻，至
rén zhī suǒ bù wéi　sī gài yī zhī běn yì yě
人之所不为⑲。斯盖医之本意也。

【词语解释】

① 体：体态，风度。

② 澄神：澄清神志。内视：目不旁视。

③ 俨然：庄重貌。

④ 宽裕：气度宽宏。汪汪：心胸宽广。

⑤ 不皎不昧：不傲慢不暧昧，不亢不卑。

⑥ 省：检查。

⑦ 至意深心：诚恳专心。

⑧ 纤毫：极细微的事物。

⑨ 参差：不齐，不一致。引申为差错。

⑩ 审谛：详细观察。覃思：深入思考。

⑪ 率尔：轻率。俊快：才华出众，行动快捷。

⑫ 邀射：贪图。名誉：名望声誉。

⑬ 绮罗：绫罗绸缎。

⑭ 顾：回视。眄：斜视。

⑮ 丝竹：音乐。

⑯ 珍羞：贵重珍奇的食物。迭：交替。荐：进献。

⑰ 醽醁：美酒名。

⑱ 向隅："向隅而泣"的略语。对着墙角哭泣。

⑲ 至人：思想道德达到极高境界的人。

【释义】 德才兼备的医生，要能澄清神志，目不旁视，看上去庄严，气度宽宏，不卑不亢。诊治疾病，诚恳专心；详细诊察形体证候，丝毫不误；处理判定是用针刺还是用药物治疗，不能有差错。虽然疾病应当尽快治疗，但是遇到事必须不迷惑。应全面审查，深入思考，不能超越人的生命，轻率地炫耀自己医术出众，行动快捷，追求名誉，这是很不道德的。还有，到了病人家里，纵使满眼都是绫罗绸缎，也不要左顾右盼；音乐回响在耳边，也不能有高兴的样子；珍稀的食物轮流端上来，应吃着如同没有味道一样；各种美酒同时摆上，应看见如同未见一样。这样做的原因，是因为一人有病痛，满屋的人都会为之不乐，更何况病人的痛苦，片刻不离。如果医生心安理得地高兴娱乐，傲慢地自鸣得意，这是人神都认为的可耻行为，是思想道德高尚的人不应做的事。这大概是医生的基本品德吧。

fū wéi yī zhī fǎ bù dé duō yǔ tiáo xiào tán xuè xuān huá dào
【原文】 夫为医之法，不得多语调笑，谈谑喧哗①，道
shuō shì fēi yì lùn rén wù xuàn yào shēng míng zǐ huǐ zhū yī zì jīn jǐ dé
说是非，议论人物，炫耀声名，訾毁诸医②，自矜己德③。
ǒu rán zhì chài yī bìng zé áng tóu dài miàn ér yǒu zì xǔ zhī mào wèi tiān xià wú
偶然治瘥一病，则昂头戴面④，而有自许之貌⑤，谓天下无
shuāng cǐ yī rén zhī gào huāng yě
双，此医人之膏肓也⑥。

lǎo jūn yuē rén xíng yáng dé rén zì bào zhī rén xíng yīn dé guǐ shén bào zhī
老君曰："人行阳德，人自报之；人行阴德，鬼神报之。

rén xíng yáng è　rén zì bào zhī　rén xíng yīn è　guǐ shén hài zhī　xún cǐ èr tú
人行阳恶，人自报之；人行阴恶，鬼神害之。”寻此二途，
yīn yáng bào shī　qǐ wū yě zāi　suǒ yǐ yī rén bù dé shì jǐ suǒ cháng　zhuān xīn jīng lüè
阴阳报施，岂诬也哉？所以医人不得恃己所长，专心经略
cái wù　dàn zuò jiù kǔ zhī xīn　yú míng yùn dào zhōng　zì gǎn duō fú zhě ěr　yòu
财物⑦，但作救苦之心，于冥运道中⑧，自感多福者耳。又
bù dé yǐ bǐ fù guì　chǔ yǐ zhēn guì zhī yào　lìng bǐ nán qiú　zì xuàn gōng néng　liàng
不得以彼富贵，处以珍贵之药，令彼难求，自炫功能，谅
fēi zhōng shù zhī dào　zhì cún jiù jì　gù yì qū suì lùn zhī　xué zhě bù kě chǐ
非忠恕之道⑨。志存救济⑩，故亦曲碎论之⑪，学者不可耻
yán zhī bǐ lǐ yě
言之鄙俚也⑫。

【词语解释】

① 谈谑：谈笑。喧哗：大声吵闹。

② 訾：诋毁。

③ 矜：夸耀。

④ 戴面：仰面。

⑤ 许：称许。

⑥ 膏肓：原指不治之证，此指难以祛除的恶习。

⑦ 经略：谋取。

⑧ 冥运道：指死亡的行道中。

⑨ 谅：确实。忠恕之道：忠，谓积极为人；恕，谓推己及人的儒家思想。

⑩ 救济：救世济民。

⑪ 曲碎：琐细。

⑫ 鄙俚：粗俗。

【释义】 做医生的原则是不能多言取乐、谈笑，不能大声喧哗，说长道短，议论他人，炫耀自己的名声，诋毁众医，夸耀自己的品德。偶然治愈一个病人，就昂头仰面，而有自我赞许的样子，认为自己天下无双，这是医生难以去除的恶劣习气。

老子说：“一个人公开地有德于人，人们自然会报答他；一个人暗中有德于人，鬼神会报答他。一个人公开地作恶于人，人们自然会报复他；一个人暗中作恶于人，鬼神会来害他。”探求这两个方面的行为，阴阳报施难道是骗人的吗？所

以医生不能依仗自己的专长，一心谋取财物，只能有拯救苦难的念头，到阴间里自会感到是多福的人了。也不能因为病人是富贵人家，就处以珍贵的药物，使他难以求得，以此来炫耀自己的技能，这不符合儒家的忠恕之道。我怀着救世济民的志向，所以琐碎地谈论了这些，学医的人不要因为我说得粗俗而感到羞耻。

【课外练习】

1. 词语解释

(由来)尚、彻(之)、壅(之)、疾厄、妍媸、怨亲善友、险巇、功夫、形迹、省(病)、(左右)顾眄、迭荐、膏肓、忠恕之道、曲碎、鄙俚。

2. 背诵第三、四段。

3. 文中所述医德修养必须注重"精""诚"二字，各指的是什么?

4. 译句

(1)今以至精至微之事，求之于至粗至浅之思，岂不殆哉?

(2)省病诊疾，至意深心；详察形候，纤毫勿失；处判针药，无得参差。虽曰病宜速救，要须临事不惑。

dà yī xí yè

大医习业

táng sūn sī miǎo

唐·孙思邈

fán yù wéi dà yī bì xū ān sù wèn jiǎ yǐ huáng dì zhēn
【原文】凡欲为大医，必须谙《素问》《甲乙》《黄帝针
jīng míng táng liú zhù shí èr jīng mài sān bù jiǔ hòu wǔ zàng liù fǔ biǎo
经》①、明堂流注②、十二经脉、三部九候、五脏六腑、表
lǐ kǒng xué běn cǎo yào duì zhāng zhòng jǐng wáng shū hé ruǎn hé nán fàn dōng yáng
里孔穴、本草药对、张仲景、王叔和、阮河南、范东阳、
zhāng miáo jìn shào děng zhū bù jīng fāng yòu xū miào jiě yīn yáng lù mìng zhū jiā xiāng
张苗、靳邵等诸部经方。又须妙解阴阳禄命③，诸家相
fǎ jí zhuó guī wǔ zhào zhōu yì liù rén bìng xū jīng shú rú cǐ nǎi dé wéi
法及灼龟五兆④，《周易》六壬并须精熟⑤，如此乃得为
dà yī ruò bù ěr zhě rú wú mù yè yóu dòng zhì diān yǔn cì xū shú dú cǐ
大医。若不尔者，如无目夜游，动致颠殒⑥。次须熟读此
fāng xún sī miào lǐ liú yì zuān yán shǐ kě yǔ yán yú yī dào zhě yǐ yòu xū shè
方，寻思妙理，留意钻研，始可与言于医道者矣。又须涉
liè qún shū hé zhě ruò bù dú wǔ jīng bù zhī yǒu rén yì zhī dào bù dú sān
猎群书，何者？若不读五经⑦，不知有仁义之道；不读三
shǐ bù zhī yǒu gǔ jīn zhī shì bù dú zhū zǐ dǔ shì zé bù néng mò ér shí
史⑧，不知有古今之事；不读诸子⑨，睹事则不能默而识
zhī bù dú nèi diǎn zé bù zhī yǒu cí bēi xǐ shě zhī dé bù dú zhuāng
之；不读《内典》⑩，则不知有慈悲喜舍之德⑪；不读《庄》
lǎo bù néng rèn zhēn tǐ yùn zé jí xiōng jū jì chù tú ér shēng zhì
《老》，不能任真体运⑫，则吉凶拘忌⑬，触涂而生⑭。至
yú wǔ xíng xù wàng qī yào tiān wén bìng xū tàn zé ruò néng jù ér xué zhī
于五行休王⑮、七耀天文⑯，并须探赜⑰，若能具而学之，
zé yú yī dào wú suǒ zhì ài jìn shàn jìn měi yǐ
则于医道无所滞碍，尽善尽美矣。

【词语解释】

① 谙：熟悉。

② 明堂流注：面部的气色变化。

③ 阴阳禄命：命运中的贫富情况。

④ 灼龟五兆：占卜卜筮所表示的五种情况。

⑤《周易》六壬：周易中的一种占卜术法。

⑥ 动致颠殒：此处指行动中很容易跌仆，甚至丧命。颠，颠倒。殒，丧命。

⑦ 五经：《诗经》《尚书》《礼记》《易经》《春秋》。

⑧ 三史：《史记》《汉书》《东观汉记》。

⑨ 诸子：此处指包含各种社会知识的书籍。

⑩ 内典：原文作“内经”。指释迦牟尼所说的一切法，也包括三藏十二部一切经典。因为佛法是心性内求的一门学问，故称内经。成书后内容在《内典》中阐述。

⑪ 慈悲喜舍：慈悲施行慈善，救济羸弱。指乐于施惠他人、施舍救济。

⑫ 任真体运：此处指真正地去经历运用。任真，听其自然，率真任情，不加修饰。体，亲身经历。运，运用。

⑬ 吉凶拘忌：拘，拘执。忌，禁戒。引申为不能分辨吉凶、趋吉避凶。

⑭ 触涂而生：糊里糊涂地活在世上。

⑮ 五行休王：指五行的正常与太过。休，和煦也。王，同旺。

⑯ 七耀天文：指观察星辰变化而知天文知识。七耀，天上的七颗星星（北斗星）。

⑰ 探赜：探索奥秘。赜，精微；深奥。

【释义】 想要成为一个高明的医生，必须熟读《素问》《针灸甲乙经》《黄帝针经》，知道面部五色常异、十二经脉、三部九候、五脏六腑、表里孔穴的变化，熟读本草药对和张仲景、王叔和、阮河南、范东阳、张苗、靳邵等人的著作。还需要详细了解患者命运的贫富情况、各种相面识病的方法及占卜卜筮上表示出来的五种不同情况。《周易》中的占卜法，也需要熟悉精通，这样才能成为医术高明的医生。如果不这样做，就好比是盲人夜行，一活动就容易跌倒，甚至丧命。其次要熟读这本《备急千金要方》，精心思考其中的道理。还必须博览各类书籍，这是为什么呢？如果不读《诗经》《尚书》《礼记》《易经》《春秋》，便不知道有仁义道德。如果不读《史记》《汉书》《东观汉记》这些记录历史的书，就不知道古今大事。不读记载各类社会知识的书籍、看到世间事物，就不能知晓其中的原因。不读《内典》，则没有慈悲的心怀和乐善好施的救济道德。不读《庄子》《老子》，就不能顺应自然规律，不亲身体会其中的道理，则不能分辨吉凶、趋吉避凶，只是糊里糊涂地活在世上。还有五行的正常与太过、北斗七星的变化，也必须进行深入探讨。如果能完整掌握这些知识，便可在医道学习中处处通顺，没有障碍。这样，就可以达到完美的境界了。

【课外练习】

熟读课文。

shāng hán lùn yuán xù
《伤寒论》原序

dōng hàn zhāng zhòng jǐng
东汉·张仲景

yú měi lǎn yuè rén rù guó zhī zhěn wàng qí hóu zhī sè wèi cháng bù
【原文】 余每览越人入虢之诊①、望齐侯之色，未尝不
kǎi rán tàn qí cái xiù yě guài dāng jīn jū shì zhī shì zēng bù liú shén yī yào
慨然叹其才秀也②。怪当今居世之士，曾不留神医药③，
jīng jiū fāng shù shàng yǐ liáo jūn qīn zhī jí xià yǐ jiù pín jiàn zhī è zhōng yǐ bǎo shēn
精究方术，上以疗君亲之疾，下以救贫贱之厄，中以保身
cháng quán yǐ yǎng qí shēng dàn jìng zhú róng shì qǐ zhǒng quán háo zī zī jí
长全，以养其生。但竞逐荣势，企踵权豪④，孜孜汲
jí wéi míng lì shì wù chóng shì qí mò hū qì qí běn huá qí wài ér cuì
汲⑤，惟名利是务，崇饰其末⑥，忽弃其本，华其外而悴
qí nèi pí zhī bù cún máo jiāng ān fù yān cù rán zāo xié fēng zhī qì yīng
其内⑦。皮之不存，毛将安附焉？卒然遭邪风之气，婴
fēi cháng zhī jí huàn jí huò zhì ér fāng zhèn lì jiàng zhì qū jié qīn wàng wū
非常之疾⑧，患及祸至，而方震栗。降志屈节，钦望巫
zhù gào qióng guī tiān shù shǒu shòu bài jī bǎi nián zhī shòu mìng chí zhì guì zhī
祝⑨，告穷归天，束手受败。赍百年之寿命⑩，持至贵之
zhòng qì wěi fù fán yī zī qí suǒ cuò duō jiē wū hū jué shēn yǐ bì
重器⑪，委付凡医，恣其所措⑫。咄嗟呜呼！厥身已毙，
shén míng xiāo miè biàn wéi yì wù yōu qián chóng quán tú wéi tí qì tòng fū jǔ
神明消灭，变为异物⑬，幽潜重泉，徒为啼泣。痛夫！举
shì hūn mí mò néng jué wù bù xī qí mìng ruò shì qīng shēng bǐ hé róng shì zhī yún
世昏迷，莫能觉悟，不惜其命，若是轻生，彼何荣势之云
zāi ér jìn bù néng ài rén zhī rén tuì bù néng ài shēn zhī jǐ yù zāi zhí huò
哉？而进不能爱人知人⑭，退不能爱身知己，遇灾值祸，
shēn jū è de méng méng mèi mèi chǔn ruò yóu hún āi hū qū shì zhī shì
身居厄地⑮，蒙蒙昧昧，蠢若游魂。哀乎！趋世之士⑯，
chí jìng fú huá bù gù gēn běn wàng qū xùn wù wēi ruò bīng gǔ zhì yú
驰竞浮华⑰，不固根本，忘躯徇物⑱，危若冰谷⑲，至于

shì yě
是也！

【词语解释】

① 越人入虢之诊：指扁鹊为虢太子治病的事迹。

② 慨然：感慨。才秀：才能出众。

③ 曾：竟然。

④ 踵：踮起脚跟。意为仰慕。

⑤ 孜孜汲汲：急急忙忙、迫不及待的样子。

⑥ 崇饰：修饰。末：枝节。

⑦ 华其外而悴其内：使自己的外表有光彩，而身体憔悴。

⑧ 婴：遭受。

⑨ 钦望：希望。巫祝：从事占卜祭祀的人以念咒逐病邪。

⑩ 赍：持。

⑪ 重器：珍贵之宝器。此指人的身体。

⑫ 恣：任凭。

⑬ 异物：指死亡的人。

⑭ 进：此指进身为官。知：照管。

⑮ 厄：危险。

⑯ 趋：为追求权势而奔波。

⑰ 驰竞：极力追逐。

⑱ 徇物：追求身外之物。

⑲ 冰谷：薄冰和深谷。比喻险境。

【释义】 我每次阅读扁鹊到虢国为虢太子诊病和望齐桓侯面色诊病的事，没有一次不感慨赞叹他的出众才能。奇怪当今世上的读书人，竟然不重视医药，精心研究医术，对上可以治疗君王和双亲的疾病，对下可以拯救贫民百姓的灾难和困苦，对自己可以保持身体长久健康，保养自己的生命。只是争着去追求荣华权势，仰慕权贵豪门，急急忙忙地一味追求名利。重视那些身外之物，轻易放弃身体这个根本，使自己的外表华美，而身体却憔悴。若皮肤不存，毛发将附着在哪里呢？当突然遭受邪气侵袭，被疾病缠绕，灾祸临头时，方才震惊战栗。于是降低身份，卑躬屈膝，恭敬地盼望巫祝祛除疾病，等到巫祝用尽办法，就只得归于天命，束手待毙。拿百年的寿命、最宝贵的身体，交付给平庸的医生，任凭他们摆布。唉！他们的身体已死亡，精神已消灭，变成鬼物，深埋在九泉之下，别人白白地为他们哭泣。痛心啊！世上的读书人都昏迷糊涂，没有人能清醒明白，不爱惜自己的生命，这样轻视生命，还谈什么荣华权势呢？做了官不能爱护别人，顾及别人的疾苦；不做官又不能爱护自己，顾及自己的身体，遇到灾祸，身处困境，却糊涂愚昧，如同没有头脑的无用之人。这真可悲呀！在社会上奔波的读书人，争相追逐表面的荣华，不保重身体，忘却自己的身体而谋求身外之物，危险得如履薄冰，如临深渊，竟然达到这样的地步！

yú zōng zú sù duō xiàng yú èr bǎi jiàn ān jì nián yǐ lái
【原文】 余宗族素多①，向余二百②。建安纪年以来③，
yóu wèi shí rěn qí sǐ wáng zhě sān fēn yǒu èr shāng hán shí jū qí qī gǎn
犹未十稔④，其死亡者，三分有二，伤寒十居其七⑤。感
wǎng xī zhī lún sàng shāng hèng yāo zhī mò jiù nǎi qín qiú gǔ xùn bó cǎi zhòng
往昔之沦丧⑥，伤横夭之莫救⑦，乃勤求古训，博采众
fāng zhuàn yòng sù wèn jiǔ juàn bā shí yī nàn yīn yáng dà lùn tāi
方，撰用《素问》《九卷》《八十一难》《阴阳大论》《胎
lú yào lù bìng píng mài biàn zhèng wéi shāng hán zá bìng lùn hé shí liù
胪药录》⑧，并平脉辨证⑨，为《伤寒杂病论》，合十六
juàn suī wèi néng jìn yù zhū bìng shù kě yǐ jiàn bìng zhī yuán ruò néng xún yú suǒ
卷。虽未能尽愈诸病，庶可以见病知源⑩。若能寻余所
jí sī guò bàn yǐ
集⑪，思过半矣⑫。

【词语解释】

① 素：本来。

② 向：从前。

③ 建安：汉献帝刘协的年号（196—219 年）。

④ 稔：年。

⑤ 其：其中。

⑥ 沦丧：没落死亡。

⑦ 横夭：意外早亡。

⑧ 撰：选择。用：应用。

⑨ 平脉：辨脉，诊脉。

⑩ 庶：或许。可：可以。以：用。

⑪ 寻：探究。

⑫ 思过半：领悟了大半。

【释义】 我家族里的人口本来很多，从前有二百多人。自从建安元年以来，不到十年，宗族中死亡的人数已达三分之二，其中死于伤寒病的占十分之七。我为以往宗族的没落沦丧而哀叹，为意外早死的人得不到救治而悲伤，于是勤奋探求古代医家的著作，广泛搜集各家方药，选择引用《素问》《九卷》《八十一难》《阴阳大论》《胎胪药录》，并结合自己诊脉辨证的体会，写成《伤寒杂病论》，共十六卷。虽然不能治愈全部疾病，但或许能根据它的理论看到病证就得知病源。如果能潜心研究我撰写的这部著作，在行医方面会受益很多。

【原文】 夫天布五行[①]，以运万类；人禀五常[②]，以有五脏[③]。经络府俞[④]，阴阳会通；玄冥幽微[⑤]，变化难极[⑥]。自非才高识妙，岂能探其理致哉[⑦]？上古有神农、黄帝、岐伯、伯高、雷公、少俞、少师、仲文，中世有长桑、扁鹊，汉有公乘阳庆及仓公。下此以往，未之闻也。观今之医，不念思求经旨，以演其所知[⑧]，各承家技，终始顺旧。省疾问病，务在口给[⑨]；相对斯须[⑩]，便处汤药。按寸不及尺，握手不及足；人迎趺阳[⑪]，三部不参[⑫]；动数发息，不满五十[⑬]。短期未知决诊[⑭]，九候曾无仿佛[⑮]；明堂阙庭[⑯]，尽不见察。所谓窥管而已[⑰]。夫欲视死别生[⑱]，实为难矣！

孔子云：生而知之者上，学则亚之。多闻博识[⑲]，知之

cì yě yú sù shàngfāng shù qǐng shì sī yǔ

次也[20]。余宿尚方术，请事斯语[21]。

【词语解释】

① 天：自然界。布：布散。

② 禀：承受。五常：五行之常气。

③ 以有五脏：因此才有五脏的正常生理。

④ 府俞：气府腧穴。

⑤ 玄冥幽微：指人体生理和病理变化的玄妙隐晦、幽深细微。

⑥ 极：穷尽。

⑦ 理致：义理情致。

⑧ 演：推衍。

⑨ 务：追求，致力于。口给：口头能言善辩，应付病人。

⑩ 斯须：一会儿。

⑪ 人迎：在结喉两侧的颈动脉。趺阳：指足背前胫动脉。

⑫ 三部：指寸口、人迎和趺阳三部脉象。参：参验。

⑬ 动数发息，不满五十：指医生诊脉时依据自己的均匀呼吸以测定病人脉搏跳动次数，不满五十次。

⑭ 短期：病危将死之期。

⑮ 九候：指头部两额、两颊和耳前，中部寸口、合谷和神门，下部内踝后、大趾内侧和大趾与次趾之间等九处的动脉。仿佛：指模糊的印象。

⑯ 明堂：指鼻子。阙：两眉之间。庭：前额。

⑰ 窥管：即“以管窥天”。比喻诊察片面。

⑱ 视：辨别。

⑲ 识：记。

⑳ 知：同“智”。

㉑ 请事：请允许我奉行。斯语：这些话，指“学而知之”和“多闻博识”。

【释义】 自然界分布着五行之气，以运转化生万物；人体秉承五行之常气，才能维系五脏的生理功能。经络、气府和腧穴，阴阳交会贯通；其道理玄妙、隐晦、幽深、细微，千变万化难以穷尽。如果不是才学高超、见识精妙的人，怎么能探求出其中的道理和要旨呢？上古时代有神农、黄帝、岐伯、伯高、雷公、少俞、少师、仲文，中古时代有长桑、扁鹊，汉代有公乘阳庆和仓公。从此之后，没有听说有这样的名医了。看看当今的医生，他们不想探究经典著作的含义，用来推衍自己所掌握的医学知识，只是各自秉承家传的技艺，自始至终沿用旧的方法。诊察询问病情，追求口才敏捷；与病人相对片刻，便处方用药。诊脉时按寸口而不察及尺脉，只按手部脉，不按足部脉；人迎、趺阳及寸口，三部脉象不互相参考；诊察脉象时，按照自己的呼吸诊察病人脉搏跳动的次数不到五十就结束。病危将死之期不能确诊，对九个部位的脉象竟然连模糊的印象都没有；鼻子、眉间和前额等处，都未察看。这就是所说的“以管窥天”罢了。想要辨别可治之证与不治之证，实在难啊！

孔子说：“生而知之”的是上等人，他们生来就懂得事理。“学而知之”的稍差一点，他们通过学习而懂得事理。“多闻博识”的又差一些，他们通过多方求教，广泛地记取事理。我一向崇尚医术，请允许我奉行“学而知之”“多闻博识”这样的话吧。

【课外练习】

1. 词语解释

才秀、婴（非常之疾）、（危若）冰谷、（宗族）素（多）、（十）稔、沦丧、思过半、（以）演（其所知）、务（在）口给。

2. 背诵第一段。

3. 理解“崇饰其末，忽弃其本，华其外而悴其内。皮之不存，毛将安附焉？”中的“末”“外”“毛”指什么？“本”“内”“皮”指什么？

shǐ jì biǎn què cānggōng liè zhuàn jié xuǎn

《史记·扁鹊仓公列传》节选

xī hàn sī mǎ qiān

西汉·司马迁

biǎn què zhě bèi hǎi jùn zhèng rén yě xìng qín shì míng yuè rén
【原文】 扁鹊者①，勃海郡郑人也，姓秦氏，名越人。
shǎo shí wéi rén shè zhǎng shè kè chángsāng jūn guò biǎn què dú qí zhī cháng jǐn yù
少时为人舍长②。舍客长桑君过，扁鹊独奇之③，常谨遇
zhī chángsāng jūn yì zhī biǎn què fēi cháng rén yě chū rù shí yú nián nǎi hū biǎn què
之④。长桑君亦知扁鹊非常人也。出入十余年，乃呼扁鹊
sī zuò jiàn yǔ yǔ yuē wǒ yǒu jìn fāng nián lǎo yù chuán yǔ gōng gōng wú
私坐，间与语曰⑤："我有禁方⑥，年老，欲传与公，公毋
xiè biǎn què yuē jìng nuò nǎi chū qí huái zhōng yào yǔ biǎn què yǐn shì yǐ
泄⑦。"扁鹊曰："敬诺。"乃出其怀中药与扁鹊："饮是以
shàng chí zhī shuǐ sān shí rì dāng zhī wù yǐ nǎi xī qǔ qí jìn fāng shū jìn yǔ biǎn
上池之水三十日⑧，当知物矣⑨。"乃悉取其禁方书尽与扁
què hū rán bù jiàn dài fēi rén yě biǎn què yǐ qí yán yǐn yào sān shí rì shì jiàn
鹊⑩。忽然不见，殆非人也。扁鹊以其言饮药三十日，视见
yuán yī fāng rén yǐ cǐ shì bìng jìn jiàn wǔ zàngzhēng jié tè yǐ zhěn mài wéi míng
垣一方人⑪。以此视病，尽见五脏癥结⑫，特以诊脉为名
ěr wéi yī huò zài qí huò zài zhào zài zhào zhě míngbiǎn què
耳⑬。为医或在齐，或在赵。在赵者名扁鹊。

【词语解释】

① 扁鹊：东周时名医秦越人。

② 舍长：旅舍的主管人。

③ 独：单独之意。奇之：认为他奇特不凡。

④ 谨遇：恭敬地接待。

⑤ 间：秘密地。

⑥ 禁方：秘方。

⑦ 毋：不要。

⑧ 上池之水：未沾到地面的水。

⑨ 知物：看出怪异。

⑩ 乃：于是。悉：全部。

⑪ 垣：墙。

⑫ 癥结：此指体内的疾病。

⑬ 特：只是。

【释义】 扁鹊，是渤海郡郑地人，姓秦，名越人。年轻时做过别人客馆的主管人。客馆有一位客人长桑君，唯独扁鹊认为他奇特不凡，常常恭敬地接待他。长桑君也知道扁鹊不是一个寻常的人。来往十多年后，长桑君才避开众人邀请扁鹊共坐，悄悄地跟他说："我有秘方，现在年纪老了，想传授给您，您不要泄漏。"扁鹊恭敬地说："遵命。"长桑君于是就拿出他怀中的药物给扁鹊，说："用未沾到地面的水服用这药三十天，就能洞察各种事物了。"又拿出他全部的秘方书，都给了扁鹊。长桑君忽然就不见了，他大概不是普通的人吧！扁鹊按照他的话服了三十天药后，就能看见墙另一边的人。扁鹊凭借这种功能，可以完全看见五脏疾病所在，只是假借诊脉之名罢了。他行医有时在齐国，有时在赵国，在赵国的时候被人们尊称为扁鹊。

dāng jìn zhāo gōng shí zhū dà fū qiáng ér gōng zú ruò zhào jiǎn
【原文】 当晋昭公时[1]，诸大夫强而公族弱[2]，赵简
zǐ wéi dà fū zhuān guó shì jiǎn zǐ jí wǔ rì bù zhī rén dà fū jiē jù yú
子为大夫[3]，专国事。简子疾，五日不知人。大夫皆惧，于
shì zhào biǎn què biǎn què rù shì bìng chū dǒng ān yú wèn biǎn què biǎn què yuē
是召扁鹊。扁鹊入，视病，出，董安于问扁鹊[4]，扁鹊曰：
xuè mài zhì yě ér hé guài xī qín mù gōng cháng rú cǐ qī rì ér wù
"血脉治也[5]，而何怪[6]？昔秦穆公尝如此，七日而寤[7]。
jīn zhǔ jūn zhī bìng yǔ zhī tóng bù chū sān rì bì jiàn jū èr rì bàn jiǎn
今主君之病与之同[8]，不出三日必间[9]。"居二日半[10]，简
zǐ wù
子寤。

【词语解释】

①晋昭公：春秋时晋国国君。

②公族：国君的宗族。

③赵简子：即赵鞅。

④董安于：赵简子的家臣。

⑤治：正常。

⑥而：你。代词。

⑦秦穆公：春秋时秦国的国君。

⑧主君：对赵简子的敬称。

⑨间：病愈。

⑩居：度过。

【释义】 在晋昭公的时候，各大夫的势力强大而晋君家族的势力弱小。赵简子做大夫，独揽国家政事。赵简子生了病，五天不省人事。大臣们都很担忧，于是召扁鹊来诊病。扁鹊进入内室，诊察疾病，出来后，董安于询问赵简子的病情，扁鹊说："血脉正常，你惊怪什么？从前秦穆公曾经如此，七天后就苏醒了。如今主君的病和他的病相同，不出三天一定会痊愈。"果然，过了两天半，赵简子就苏醒了。

qí hòu biǎn què guò guó guó tài zǐ sǐ biǎn què zhì guó gōng mén

【原文】 其后扁鹊过虢①。虢太子死，扁鹊至虢宫门

xià wèn zhōng shù zǐ xǐ fāng zhě yuē tài zǐ hé bìng guó zhōng zhì ráng guò yú zhòng

下，问中庶子喜方者曰②："太子何病，国中治穰过于众

shì zhōng shù zǐ yuē tài zǐ bìng xuè qì bù shí jiāo cuò ér bù dé xiè

事③？"中庶子曰："太子病血气不时④，交错而不得泄，

bào fā yú wài zé wéi zhōng hài jīng shén bù néng zhǐ xié qì xié qì xù jī ér bù

暴发于外，则为中害⑤。精神不能止邪气，邪气畜积而不

dé xiè shì yǐ yáng huǎn ér yīn jí gù bào jué ér sǐ biǎn què yuē qí

得泄，是以阳缓而阴急⑥，故暴厥而死⑦。"扁鹊曰："其

sǐ hé rú shí yuē jī míng zhì jīn yuē shōu hū yuē wèi

死何如时？"曰："鸡鸣至今⑧。"曰："收乎⑨？"曰："未

yě qí sǐ wèi néng bàn rì yě yán chén qí bó hǎi qín yuè rén yě jiā zài yú

也，其死未能半日也⑩。""言臣齐勃海秦越人也，家在于

zhèng wèi cháng dé wàng jīng guāng shì yè yú qián yě wén tài zǐ bù xìng ér sǐ chén
郑，未尝得望精光⑪，侍谒于前也。闻太子不幸而死，臣
néngshēng zhī
能生之。”

【词语解释】

① 虢：古国名，在今河南省陕州区一带。

② 中庶子喜方者：喜欢医学的中庶子。

③ 治穰：祈祷。

④ 不时：不能正常运行。

⑤ 中害：内脏受害。

⑥ 阳缓而阴急：阳气衰微，阴邪炽盛。

⑦ 暴厥：突然昏倒，不省人事。

⑧ 鸡鸣：夜间 1~3 时。

⑨ 收：收殓。

⑩ 未能：不到。

⑪ 精光：神采光泽。

【释义】 其后扁鹊来到虢国，适逢虢太子死了。扁鹊来到虢国宫门下，问喜好方术的中庶子道：“太子患了什么病？京城里举行祈祷之事要比其他的事都隆重呢？”中庶子说：“太子患了气血不能正常运行的病。气血交会错乱而不能疏泄，突然发作于体外，原来内脏已经受害。体内的正气不能遏制邪气，邪气聚集起来而又不能宣散，因此使得阳气虚衰，阴邪旺盛，所以突然昏厥而死去了。”扁鹊说：“他死了多长时间了？”中庶子说：“从鸡鸣时分到现在。”扁鹊说：“入殓了吗？”中庶子说：“没有，他死去还不到半日。”扁鹊说：“请转告虢君，说我是齐国勃海郡的秦越人，家住郑国。不曾见过虢君的风采，没有到近前拜见侍奉过。听说太子不幸死了，我能使他复活。”

zhōng shù zǐ yuē xiān shēng dé wú dàn zhī hū hé yǐ yán tài
【原文】 中庶子曰：“先生得无诞之乎①？何以言太
zǐ kě shēng yě chén wén shàng gǔ zhī shí yī yǒu yú fū zhì bìng bù yǐ tāng yè lǐ
子可生也！臣闻上古之时，医有俞跗，治病不以汤液醴
shī chán shí jiǎo yǐn àn wù dú wèi yī bō jiàn bìng zhī yìng yīn wǔ
酾②、镵石挢引③、案扤毒熨④，一拨见病之应⑤，因五

zàng zhī shū　nǎi gē pí jiě jī　jué mài jié jīn　nuò suǐ nǎo　shé huāng zhǎo
脏之输⑥，乃割皮解肌，诀脉结筋⑦，搦髓脑⑧，揲荒爪
mó　jiān huàn cháng wèi　shù dí wǔ zàng　liàn jīng yì xíng　xiān sheng zhī fāng néng
幕⑨，湔浣肠胃⑩，漱涤五脏，练精易形⑪。先生之方能
ruò shì　zé tài zǐ kě shēng yě　bù néng ruò shì　ér yù shēng zhī　zēng bù kě yǐ gào
若是，则太子可生也；不能若是，而欲生之，曾不可以告
hāi yīng zhī ér　zhōng rì　biǎn què yǎng tiān tàn yuē　fú zǐ zhī wéi fāng yě　ruò
咳婴之儿⑫。”终日⑬，扁鹊仰天叹曰：“夫子之为方也，若
yǐ guǎn kuī tiān　yǐ xì shì wén　yuè rén zhī wéi fāng yě　bù dài qiè mài　wàng sè
以管窥天，以郄视文⑭。越人之为方也，不待切脉、望色、
tīng shēng　xiě xíng　yán bìng zhī suǒ zài　wén bìng zhī yáng　lùn dé qí yīn　wén bìng
听声、写形⑮，言病之所在。闻病之阳，论得其阴⑯；闻病
zhī yīn　lùn dé qí yáng　bìng yìng xiàn yú dà biǎo　bù chū qiān lǐ　jué zhě zhì zhòng
之阴，论得其阳。病应见于大表⑰，不出千里，决者至众，
bù kě qū zhǐ yě　zǐ yǐ wú yán wéi bù chéng　shì rù zhěn tài zǐ　dāng wén qí ěr
不可曲止也⑱。子以吾言为不诚，试入诊太子，当闻其耳
míng ér bí zhāng　xún qí liǎng gǔ yǐ zhì yú yīn　dāng shàng wēn yě　zhōng shù zǐ wén
鸣而鼻张，循其两股以至于阴⑲，当尚温也。”中庶子闻
biǎn què yán　mù xuàn rán ér bù shùn　shé jiǎo rán ér bù xià　nǎi yǐ biǎn què yán rù
扁鹊言，目眩然而不瞚，舌挢然而不下⑳，乃以扁鹊言入
bào guó jūn
报虢君。

【词语解释】

① 诞：欺骗。

② 醴酾：药酒。

③ 镵石：治病用的石针、砭石。挢引：导引。

④ 案扤：按摩。毒熨：用药物加热熨贴。

⑤ 拨：诊察。

⑥ 因：依循。输：同“腧”。

⑦ 诀脉：疏导经脉。结筋：连结筋脉。

⑧ 搦：按压。

⑨ 揲荒：触动膏肓。爪幕：疏理膈膜。爪：抓，搔。幕，通“膜”。

⑩ 湔浣：洗涤。

⑪ 练精易形：修炼精气，矫正形体。

⑫ 咳婴：刚会笑的婴儿。

⑬ 终日：很久。

⑭ 以郄视文：从缝隙中看图纹。

⑮ 写形：从外形审察病人。

⑯ 闻病之阳，论得其阴：诊察到疾病的外在症状，就能推论内在的病机。

⑰ 见：同“现”。大表：整个体表。

⑱ 不可曲止：不会诊断错误。

⑲ 阴：指阴部。

⑳ 目眩然而不瞚，舌挢然而不下：眼目昏花，不知眨动，舌头翘起，不知放下。形容目瞪口呆的样子。瞚，同“瞬”，眨眼。

【释义】 中庶子说：“先生该不会是欺骗我吧？凭什么说太子可以复活呢？我听说上古的时候，有位叫俞跗的医生，治病时不用汤剂酒剂、石针导引、按摩药敷，通过诊察就能发现病证所在。然后依循五脏的腧穴，割开皮肉，疏通脉络，连结筋脉，按压髓脑，割治膏肓，疏理膈膜，冲洗肠胃，清洗五脏，修炼精气，矫正形体。先生的医术如果能像这样，那么太子就能复活；不能像这样，却想使太子复活，简直不能把您的话告诉刚会笑的婴儿！”过了很久，扁鹊仰天叹道：“先生运用医术，犹如用竹管子看天空，从缝隙里看图纹；我的医术，不须切脉、望色、听声和审察病人的体征，就能讲出病症的所在。观察疾病的外在症状，就能推知其内在病机；只要听到了疾病的内在病机，就能推知其外在症状。疾病症状应当显现在整个体表，只要病人不出千里之外，确诊的依据很多，是不可能诊断错误的。您要是认为我的话不可信，不妨入内室诊视一下太子，一定会听见他耳中在响，看到他的鼻翼煽动。顺着他的两条大腿往上摸，直到阴部，一定还是温热的。”中庶子听了扁鹊的话，吃惊得目瞪口呆，这才入宫把扁鹊的话报告了虢君。

【原文】
guó jūn wén zhī dà jīng chū jiàn biǎn què yú zhōng què yuē qiè wén
虢君闻之大惊，出见扁鹊于中阙①，曰：“窃闻
gāo yì zhī rì jiǔ yǐ rán wèi cháng dé bài yè yú qián yě xiān shēng guò xiǎo guó xìng
高义之日久矣，然未尝得拜谒于前也。先生过小国，幸
ér jǔ zhī piān guó guǎ chén xìng shèn yǒu xiān shēng zé huó wú xiān shēng zé qì juān tián
而举之②，偏国寡臣幸甚。有先生则活，无先生则弃捐填

gōu hè chángzhōng ér bù dé fǎn yán wèi zú yīn xū xī bì yì hún jīng xiè
沟壑[3]，长终而不得反。”言未卒，因嘘唏服臆[4]，魂精泄

héng liú tì chángshān hū hū chéng jié bēi bù néng zì zhǐ róng mào biàn gēng
横，流涕长潸[5]，忽忽承睫[6]，悲不能自止，容貌变更。

biǎn què yuē ruò tài zǐ bìng suǒ wèi shī jué zhě yě tài zǐ wèi sǐ yě biǎn què
扁鹊曰：“若太子病，所谓尸厥者也[7]。太子未死也。”扁鹊

nǎi shǐ dì zǐ zǐ yáng lì zhēn dǐ shí yǐ qǔ wài sān yáng wǔ huì yǒu jiàn tài
乃使弟子子阳砺针砥石[8]，以取外三阳五会[9]。有间，太

zǐ sū nǎi shǐ zǐ bào wéi wǔ fēn zhī wèi yǐ bā jiǎn zhī jì hé zhǔ zhī yǐ gèng
子苏。乃使子豹为五分之熨[10]，以八减之齐和煮之[11]，以更

wèi liǎng xié xià tài zǐ qǐ zuò gèng shì yīn yáng dàn fú tāng èr xún ér fù gù gù
熨两胁下。太子起坐。更适阴阳[12]，但服汤二旬而复故。故

tiān xià jìn yǐ biǎn què wéi néng shēng sǐ rén biǎn què yuē yuè rén fēi néng shēng sǐ rén
天下尽以扁鹊为能生死人。扁鹊曰：“越人非能生死人

yě cǐ zì dāng shēng zhě yuè rén néng shǐ zhī qǐ ěr
也，此自当生者，越人能使之起耳。”

【词语解释】

①中阙：皇宫前面中间的道路。

②举之：救治太子。

③壑：山谷。

④因：已经。嘘唏：悲哭声。服臆：因悲伤而气满郁结。

⑤长潸：泪水长流的样子。

⑥忽忽：泪流急速的样子。承睫：泪水挂满睫毛。

⑦尸厥：突然昏倒，其状如尸。

⑧砺针砥石：研磨针石。

⑨外：体表。三阳五会：即百会穴别名。

⑩五分之熨：使药力深入体内五分的熨法。

⑪八减之齐：古方名。齐，同“剂”。

⑫更适阴阳：再进一步调适阴阳。

【释义】 虢君听到这件事非常惊讶，出宫来到皇宫前面的路上迎见扁鹊，说：“我久闻您品行高尚，然而还不曾去拜访您。先生来到我们这个小国，希望您能救治太子，我幸运得很！有先生，太子就能复活，没有先生，他就会被扔掉去填山沟，永别人世而不能复生。”话没有说完，就哭泣不已，气郁满胸，精神恍

惚，珠泪长流，滚滚而下，悲伤不止，连容貌都改变了。扁鹊说：“太子的病，就是所说的‘尸厥’。太子并没有死。”于是，扁鹊让弟子子阳磨好针具，针刺太子头顶的百会穴。过了一会儿，太子苏醒了。扁鹊又让弟子子豹施用渗透五分的熨法，用八减之剂混合煎煮，用来交替热敷太子的两侧胁下，太子就能起来坐了。然后再进一步调适阴阳，仅仅服药二十天太子就恢复了健康。因此天下都认为扁鹊能使死人复活。扁鹊说：“我并不能使死人复活，这是本来就能活的病人，我不过是能使他康复罢了。”

【原文】 扁鹊过齐，齐桓侯客之①。入朝见，曰：“君有疾在腠理②，不治将深。”桓侯曰：“寡人无疾。”扁鹊出，桓侯谓左右曰③：“医之好利也，欲以不疾者为功④。”后五日，扁鹊复见，曰：“君有疾在血脉，不治恐深。”桓侯曰：“寡人无疾。”扁鹊出，桓侯不悦。后五日，扁鹊复见，曰：“君有疾在肠胃间，不治将深。”桓侯不应。扁鹊出，桓侯不悦。后五日，扁鹊复见，望见桓侯而退走⑤。桓侯使人问其故。扁鹊曰：“疾之居腠理也，汤熨之所及也；在血脉，针石之所及也；其在肠胃，酒醪之所及也⑥；其在骨髓，虽司命无奈之何⑦！今在骨髓，臣是以无请也⑧。”后五日，桓侯体病⑨，使人召扁鹊，扁鹊已逃去，桓侯遂死。

【词语解释】

① 齐桓侯：战国时的齐桓公田午。客之：把他当作客人。

② 腠理：指皮肤肌肉之间。

③ 左右：身边的人。

④ 欲以不疾者为功：想靠治疗没有病的人来显示本领，窃取功利。

⑤ 退走：向后退而跑掉。走：徐行曰步，疾行曰趋，疾趋曰走。

⑥ 酒醪：药酒或酒剂。

⑦ 司命：古代传说中掌管生命的天神。无奈之何：也没有什么办法。

⑧ 无请：不敢请求。

⑨ 体病：身体患重病。

【释义】 扁鹊来到齐国，齐桓侯把他当作贵客来接待。扁鹊入朝拜见齐桓侯，说："您有疾病在腠理部位，若不治疗将会深入。"桓侯说："我没有病。"扁鹊退出，桓侯对身边的人说："医生贪图私利，想靠治疗没有病的人来窃取功利。"五天后，扁鹊又去拜见齐桓侯，说："您有疾病在血脉之中，如果不治疗恐怕还要深入。"桓侯说："我没有病。"扁鹊退出，桓侯很不高兴。五天后，扁鹊又一次去拜见齐桓侯，说："您有疾病在肠胃之间，不治疗将会更深。"桓侯不作声。扁鹊退出，桓侯更不高兴了。五天后，扁鹊再次去拜见齐桓侯，远远地看见桓侯转身就跑了。桓侯派人去询问其中的原因，扁鹊说："疾病在腠理，汤剂和熨法的效力能到达；疾病在血脉，针刺砭石的效力能到达；疾病在肠胃之间，药酒的效力能到达；疾病深入到骨髓，即使是掌管生命的神灵也无可奈何了！如今疾病已经深入到骨髓，我因此不敢请求为他治疗了。"五天后，桓侯身体突现重病，派人召见扁鹊，扁鹊已经逃离齐国。桓侯于是死了。

【原文】 使圣人预知微①，能使良医得蚤从事②，则疾可已，身可活也。人之所病③，病疾多；而医之所病，病道少④。故病有六不治：骄恣不论于理⑤，一不治也；轻身重财⑥，二不治也；衣食不能适，三不治也；阴阳并⑦，脏气不定⑧，四不治也；形羸不能服药⑨，五不治也；信巫不信医，六不治也。有此一者，则重难治也⑩。

【词语解释】

① 使：假使。微：疾病的细微征兆。

② 蚤：通“早”。从事：在此指治疗。

③ 病：担忧。

④ 道：办法。

⑤ 骄恣不论于理：骄横放纵不讲道理。

⑥ 轻身重财：轻视身体，看重财物。

⑦ 阴阳并：指阴阳错乱或血气错乱。

⑧ 脏气：脏腑功能。

⑨ 形羸：形体瘦弱。

⑩ 重：表示程度深，相当于“极”“甚”。

【释义】 假使齐桓侯像圣人那样预先知道微小的病变，能让高明的医生及早治疗，疾病就能痊愈，生命就可以保全。一般人担忧的事情，是担忧疾病多；而医生担忧的事情，是担忧治病的方法少。所以疾病有六种情况不容易治疗：骄横放纵不讲道理，这是第一种不易治疗的情况；轻视身体，看重钱财，这是第二种不易治疗的情况；衣着饮食不能调适，这是第三种不易治疗的情况；气血错乱，五脏精气不能安守于内，这是第四种不易治疗的情况；身体过于瘦弱，不能承受药力，这是第五种不易治疗的情况；相信巫术而不相信医学，这是第六种不易治疗的情况。有六不治中一种情况的，就很难治愈了。

biǎn què míng wén tiān xià guò hán dān wén guì fù rén jí wéi dài
【原文】 扁鹊名闻天下。过邯郸，闻贵妇人①，即为带
xià yī guò luò yáng wén zhōu rén ài lǎo rén jí wéi ěr mù bì yī lái rù xián
下医②；过雒阳③，闻周人爱老人，即为耳目痹医；来入咸
yáng wén qín rén ài xiǎo ér jí wéi xiǎo ér yī suí sú wéi biàn qín tài yī lìng lǐ xī
阳，闻秦人爱小儿，即为小儿医：随俗为变。秦太医令李醯
zì zhī jì bù rú biǎn què yě shǐ rén cì shā zhī zhì jīn tiān xià yán mài zhě yóu biǎn
自知伎不如扁鹊也④，使人刺杀之。至今天下言脉者，由扁
què yě
鹊也⑤。

【词语解释】

① 贵：尊重。

② 带下医：妇科医生。

③ 雒阳：雒，同“洛”。雒阳，即洛阳。

④ 伎：通“技”，医技。

⑤ 由：遵循。

【释义】 扁鹊的名声传遍了天下。到了邯郸，听说赵国人尊重妇女，就做起了妇科医生；到了洛阳，听说周人敬爱老人，就做起了老年病医生；到了咸阳，听说秦国人爱护小儿，就做起了小儿科医生：总之是随着风俗的不同而变换行医的科别。秦国的太医令李醯知道自己的医术不如扁鹊，就派人刺杀了扁鹊。直到现在天下谈论脉法的人，都遵循扁鹊的理论。

【课外练习】

1. 词语解释

独（奇之）、（独）奇之、谨遇、咳婴、左右、重（难治）、贵（妇人）、由（扁鹊）。

2. 掌握文中提出的“六不治”的具体内容。

3. 扁鹊给齐桓侯望色诊病一事，体现了怎样的医学思想？

4. 译句

使圣人预知微，能使良医得蚤从事，则疾可已，身可活也。人之所病，病疾多；而医之所病，病道少。

běn cǎo gāng mù yuán xù

《本草纲目》原序

míng wáng shì zhēn

明·王世贞

jì chēng wàng lóng guāng zhī gǔ jiàn chān bǎo qì biàn míng zhū gù píng shí shāng yáng fēi tiān míng mò dòng jué hòu bó wù chēng huá biàn zì chēng kāng xī bǎo yù chēng yī dùn yì jǐn jǐn chén xīng ěr

【原文】 纪称①：望龙光知古剑②，觇宝气辨明珠③，故萍实商羊④，非天明莫洞⑤。厥后博物称华⑥，辨字称康⑦，析宝玉称倚顿⑧，亦仅仅晨星耳⑨。

【词语解释】

① 纪称：古书上说。

② 望龙光知古剑：望见龙泉宝剑的光气，便知道古剑所在的地方。

③ 觇宝气辨明珠：看到宝物的光辉，便辨认出明珠的存在。觇，窥看，察看。宝气，宝物的光华。

④ 萍实：一种大如斗的果实。商羊：鸟名。

⑤ 天明：天生的聪明人。洞：透彻了解。

⑥ 厥后博物称华：那以后广泛通晓事物的人应推张华。博，广泛懂得，知道得多。华，指张华，西晋人，以知识广博著称，著有《博物志》。

⑦ 辨字称康：能明辨字义的人应推嵇康。康，指嵇康。

⑧ 析宝玉称倚顿：善于分析宝玉的人应当说是倚顿。倚顿，春秋时富豪，以能识别宝玉著称。

⑨ 晨星：早晨天空中稀疏的星星。此喻人才稀少。

【释义】 古书上说：望见宝剑的光气，便知道古剑所在的地方。看到宝物的光辉，就能辨认出明珠的存在。萍实和商羊，不是天生聪明的孔子是不能洞察的。

在此以后，广泛通晓事物的人应推张华；能明辨字义的人应推嵇康；擅长分析宝玉的人要数倚顿。可是这些人少得像清晨天空中的星星一样。

chǔ qí yáng lǐ jūn dōng bì　yí rì guò yú yǎn shān yuán yè yǔ
【原文】楚蕲阳李君东璧①，一日过予弇山园谒予②，
liú yǐn shù rì　yú kuī qí rén　suì rán mào yě　qú rán shēn yě　jīn jīn rán
留饮数日。予窥其人③，睟然貌也④，癯然身也⑤，津津然
tán yì yě　zhēn běi dǒu yǐ nán yì rén　jiě qí zhuāng　wú cháng wù　yǒu
谭议也⑥，真北斗以南一人⑦。解其装⑧，无长物⑨，有
běn cǎo gāng mù　shù shí juàn　wèi yú yuē　shí zhēn　jīng chǔ bǐ rén yě　yòu
《本草纲目》数十卷。谓予曰："时珍，荆楚鄙人也⑩。幼
duō léi jí　zhì chéng dùn chuí　cháng dān diǎn jí　ruò dàn zhè yí　suì yú liè
多羸疾⑪，质成钝椎⑫，长耽典籍⑬，若啖蔗饴。遂渔猎
qún shū　sōu luó bǎi shì　fán zǐ　shǐ　jīng　zhuàn　shēng yùn　nóng pǔ　yī
群书⑭，搜罗百氏，凡子、史、经、传、声韵、农圃、医
bǔ　xīng xiàng　yuè fǔ zhū jiā　shāo yǒu dé chù　zhé zhù shù yán　gǔ yǒu　běn
卜、星相、乐府诸家⑮，稍有得处，辄著数言。古有《本
cǎo　yì shū　zì yán huáng jí hàn　liáng　táng　sòng　xià dài guó cháo　zhù
草》一书⑯，自炎黄及汉、梁、唐、宋，下迨国朝，注
jiě qún shì jiù yǐ　dì qí zhōng chuǎn miù chā é yí lòu　bù kě méi shǔ　nǎi gǎn
解群氏旧矣⑰。第其中舛谬差讹遗漏，不可枚数，乃敢
fèn biān mó zhī zhì　jiàn zuǎn shù zhī quán　suì lì sān shí rěn　shū kǎo bā bǎi yú
奋编摩之志⑱，僭纂述之权。岁历三十稔⑲，书考八百余
jiā　gǎo fán sān yì　fù zhě shān zhī　quē zhě jī zhī　é zhě shéng zhī　jiù běn
家，稿凡三易。复者芟之，阙者缉之⑳，讹者绳之。旧本
yī qiān wǔ bǎi yī shí bā zhǒng　jīn zēng yào sān bǎi qī shí sì zhǒng　fēn wéi yī shí liù bù
一千五百一十八种，今增药三百七十四种，分为一十六部，
zhù chéng wǔ shí èr juàn　suī fēi jí chéng　yì cū dà bèi　jiàn míng yuē　běn cǎo gāng
著成五十二卷。虽非集成，亦粗大备，僭名曰《本草纲
mù　yuàn qǐ yì yán　yǐ tuō bù xiǔ
目》。愿乞一言，以托不朽。"

【词语解释】

①楚蕲阳：今湖北蕲春。

②弇山园：王世贞所建，在今江苏太仓市隆福寺西。谒：拜见，进见。此指"看望"。

③窥：察看。其人：指李时珍。

④睟然貌也：面貌润泽。

⑤ 癯：瘦，清瘦。

⑥ 津津然：兴趣浓厚的样子。谭：通“谈”，谈论。

⑦ 北斗：即北斗七星。古人以北斗为坐标，划分天域，并划分与天域相应的地域。

⑧ 装：行装。

⑨ 长物：多余的东西。

⑩ 荆楚：这里指楚地。

⑪ 羸疾：瘦弱多病。

⑫ 质成钝椎：资质变得愚笨。

⑬ 长耽典籍：年长后爱读古代书籍。耽，爱好，喜欢。典籍，本指国家的重要文献，也泛指古代书籍，这里取后者的意思。

⑭ 渔猎：本指捕鱼打猎，这里指广泛涉猎，博览群书。

⑮ 子：为《隋书》图书四部（经、史、子、集）分类法中第三类，包括哲学、政治、科技、艺术等类古书。史：指各种历史著作。经：指儒家经典著作。传：解说经书的文字或著作。声韵：指音韵学方面的著作。农圃：指种植果木瓜菜方面的著作。医卜：指各种医药著作及占卜的书籍。星相：指算命和看相一类书籍。乐府：诗体名。初指乐府官署所采制的诗歌，后也包括可以入乐歌唱的诗、词、散曲、戏曲等。此指后者。

⑯ 本草：指《神农本草经》。

⑰ 注解群氏：《神农本草经》的各家注释。

⑱ 编摩之志：编写研究的志向。摩，切磋，研究。

⑲ 稔年：本义为庄稼成熟，古代谷一年一熟，故以“稔”为年。

⑳ 缉：缝纫手法之一，是一针对一针的密缝法。此指“填补”“增补”。

【释义】 一天，湖北蕲春李东璧先生，到弇山园看望我，我挽留他饮了几天酒。我见他面貌润泽，身材清瘦，谈议兴浓，确实是天下第一人了。他打开行装，没有多余的东西，只有几十卷《本草纲目》。他对我说：“我是楚地粗俗浅陋的人，年轻时瘦弱多病，资质变得愚笨，年长后喜欢阅读古籍，好像吃蔗糖一样感到甘甜。于是广泛阅读众多的书籍，搜集各家著作，凡是先秦百家著作、历史书、儒家经典著作、解说经义的著作，以及音韵学、种植果木瓜菜、医药、占卜、算命、看相、诗、词、戏曲等方面的书籍，读后稍有心得体会的地方，都会写下几句札记。古代有《神农本草经》一书，从上古神农时代到汉代、南朝梁代、唐代、宋代，直到本朝，各家注释《本草经》的历史已经很久了，但是各家注释中错误遗漏的地方很多，不能一一列举出来，于是冒昧地立志开始编写研究新本草，开始编纂撰述。经过三十年的时间，查考了八百多本书籍，文稿总共修改了三次。前后重复的内容就删掉，缺漏的内容就增补，错误的内容就纠正。旧的本草书共载药物一千五百一十八种，现在我增加三百七十四种，分成十六个门类，编为五十二卷。虽然它还不是集大成的完备的本草书，但大体上也齐全了，冒用书名叫做《本草纲目》。我想恳请您写一篇序言，以便求得这部著作能永远流传。”

【原文】 予开卷细玩，每药标正名为纲，附释为目，正始也；次以集解、辨疑、正误，详其土产形状也；次以气味、主治、附方，著其体用也。上自坟典[1]，下及传奇，凡有相关，靡不备采。如入金谷之园[2]，种色夺目；如登龙君之宫，宝藏悉陈；如对冰壶玉鉴[3]，毛发可指数也。博而不繁，详而有要，综核究竟，直窥渊海。兹岂仅以医书觏哉[4]？实性理之精微，格物之《通典》[5]，帝王之秘箓，臣民之重宝也。李君用心嘉惠何勤哉！噫！碔玉莫剖[6]，朱紫相倾[7]，弊也久矣。故辨专车之骨，必俟鲁儒[8]；博支机之石[9]，必访卖卜[10]。予方著《弇州卮言》，恚博古如《丹铅卮言》后乏人也，何幸睹兹集哉！兹集也，藏之深山石室无当，盍锲之[11]。以共天下后世味《太玄》如子云者[12]。

时万历岁庚寅春上元日，弇州山人凤洲王世贞拜撰

【词语解释】

① 坟典：“三坟五典”的简称。

② 金谷之园：晋代巨富石崇所筑的花园别墅。这里比喻《本草纲目》内容丰富。

③ 冰壶：贮冰的玉壶。这里比喻晶莹皎洁。玉鉴：玉制的镜子。

④ 觏：遇见。这里引申为“看待”。

⑤ 格物：推究事物的原理。格，推究。通典：书名。唐代杜佑著，记叙历代典章制度的沿革，共二百卷。这里借指经典著作。

⑥ 碔：碔砆，同“珷玞”，似玉的石头。

⑦ 朱紫相倾：紫色排斥朱色。比喻真伪混淆或以邪乱正。倾：倾轧，排斥。

⑧ 俟：等待。鲁儒：指孔子。

⑨ 支机之石：织女支垫织机的石块。

⑩ 卖卜：卖卜的人。此指严君平。严君平名遵，居成都，以卜筮为业。

⑪ 锲：刻。这里指刻版印刷。

⑫ 太玄：太玄经。西汉扬雄（字子云）著。

【释义】 我翻开《本草纲目》的书稿仔细研习，发现每味药都以标明订正的名称作为纲目，附带解释各种别名作为细目，从首先订正药物的名称开始；然后“集解”“辨疑”“正误”各项依次排列，详细说明药物的产地；“气味”“主治”“附方”各项依次排列，阐明药物的性质和效用。上自古代的重要著作，下至传奇小说类的一般书籍，凡是跟本草相关的内容，没有不详尽采录的。看了《本草纲目》，如同进了金谷园，花草瓜木的品种繁多，令人目不暇接；好似进入龙宫，其中储藏的珠宝都陈列在眼前；犹如面对晶莹皎洁的玉壶玉镜，毛发都能用手指指点着数出来。它的内容广博却不繁杂，详细而又有要领，仔细查对书里的研究成果，可以看到它就像深海一样精深博大。怎么能将这部著作仅仅作为医书看待呢？它实在是性命理气中精深微妙的学问，推究事物原理的经典，帝王秘密的簿籍，人臣百姓贵重的宝物啊！李君尽心给人类施加恩惠是多么勤恳啊！唉！石头和宝玉混在一起没有人去分辨，正色被杂色排斥，这种弊害由来已久。想辨别占满一车的巨骨，一定要请孔子。想辨识织女星的支机石，一定要寻访占卜的严君平。我正在编写《弇州卮言》，可惜像《丹铅卮言》的作者杨慎那样能通晓古代事物的人才很少了，现在能看到《本草纲目》这部著作是多么幸运啊！这部巨著，把它藏在深山石室里是不妥当的，为什么不将它刻版印刷，用来供给像杨子云研究《太玄经》那样的后代攻读呢。

万历庚寅年正月十五日，弇州王世贞拜撰

《三国志·华佗传》节选

晋·陈寿

【原文】 华佗，字元化，沛国谯人也①，一名旉。游学徐土②，兼通数经。沛相陈珪举孝廉③，太尉黄琬辟④，皆不就⑤。晓养性之术，时人以为年且百岁⑥，而貌有壮容。又精方药，其疗疾，合汤不过数种，心解分剂⑦，不复称量，煮熟便饮，语其节度⑧，舍去，辄愈。若当灸，不过一两处，每处不过七八壮⑨，病亦应除。若当针，亦不过一两处，下针言“当引某许⑩，若至，语人”。病者言“已到”，应便拔针，病亦行差⑪。若病结积在内，针药所不能及，当须刳割者⑫，便饮其麻沸散，须臾便如醉死，无所知，因破取⑬。病若在肠中，便断肠湔洗⑭，缝腹膏摩⑮，四五日差，不痛，人亦不自寤⑯，一月之间，即平复矣。

【词语解释】

①沛国：汉代分封的一个王国，在今安徽、江苏、河南三省交界地区，

以宿州为中心。谯，沛国县名。今安徽亳州市。

② 游学：到远方拜师学习。徐土：今徐州一带。

③ 孝廉：汉代选拔官吏的两种科目。孝指孝子，廉指廉洁之士。后来被举荐的人被称为“孝廉”。

④ 太尉：官名。汉代掌握军权的最高长官。辟：征召。

⑤ 就：就任。

⑥ 且：将近。

⑦ 心解分剂：心里掌握了合汤的药物分量和药物配伍比例。

⑧ 节度：服药的方法和注意事项。

⑨ 壮：量词，每点燃完一个艾炷为一壮。

⑩ 引某许：谓针感循经络循行延伸到某处。许，处所。

⑪ 行差：将愈。行，将要。差，同“瘥”，病愈。

⑫ 刳：剖开。

⑬ 因：于是。

⑭ 湔洗：洗濯。

⑮ 膏摩：用药膏外敷。

⑯ 寤：觉察。

【释义】 华佗，字元化，是沛国谯县人，又名旉。到徐州一带拜师求学，同时通晓数种经书。沛相陈珪推荐他为孝廉，太尉黄琬征召任用他，他都不就任。华佗通晓养生的方法，当时的人认为他年龄将近百岁，却有壮年人的容貌。又精通方药，他治疗疾病，配制汤药不过用几味药，心里掌握了药物的分量、比例，抓药时不需称量，煎好药就让病人饮用，并告诉病人服药的方法及注意事项，华佗离开后，病人总能痊愈。假若应当用灸法，也不过选一两个穴位，每个穴位不过灸七八个艾炷，疾病就能痊愈。假若应当用针刺，也不过选一两个穴位，下针时对病人说：“针感应当延引到某部位，如果针感到了，就告诉我。”当病人说“已经到了”，立刻就拔针，疾病也就随即治愈。假若疾病郁结集聚在体内，是针刺和药物都不能达到的部位，应当剖开割除的，华佗就给病人饮服其配制的“麻沸散”，病人一会儿就像醉死一样，没有任何知觉，于是华佗就剖开割除病灶。疾病如果在肠道中，就截断肠管清洗，然后缝合腹部，用药膏外敷，四五天后就愈合，也不疼痛，病人自己也没有感觉，一个月左右，伤口便会愈合复原。

fǔ lì ní xún lǐ yán gòng zhǐ jù tóu tòng shēn rè suǒ kǔ
【原文】 府吏兒寻、李延共止①，俱头痛身热，所苦
zhèng tóng tuó yuē xún dāng xià zhī yán dāng fā hàn huò nàn qí yì tuó
正同②。佗曰：“寻当下之，延当发汗。”或难其异③，佗
yuē xún wài shí yán nèi shí gù zhì zhī yí shū jí gè yǔ yào míng dàn bìng
曰：“寻外实，延内实④，故治之宜殊。”即各与药，明旦并
qǐ
起⑤。

【词语解释】

① 兒：同“倪”，姓。共止：一起居住。

② 苦：患。正：通“症”。

③ 难：质问。

④ 寻外实，延内实：当作“寻内实，延外实”。

⑤ 起：痊愈。

【释义】 府吏倪寻、李延一起居住，都头痛身热，患病的症状相同。华佗说：“倪寻应当泄下，李延应当发汗。”有人质问华佗，他们两人的治法为何不同。华佗回答说：“倪寻是里实证，李延是表实证，所以治疗他们的方法应当不同。”于是分别给他们药物，第二天早晨两人都痊愈了。

guǎn líng wú pǔ péng chéng fán ē jiē cóng tuó xué pǔ yī zhǔn tuó zhì
【原文】 广陵吴普、彭城樊阿皆从佗学。普依准佗治，
duō suǒ quán jì tuó yǔ pǔ yuē rén tǐ yù dé láo dòng dàn bù dāng shǐ jí ěr
多所全济。佗语普曰：“人体欲得劳动①，但不当使极尔②。
dòng yáo zé gǔ qì dé xiāo xuè mài liú tōng bìng bù dé shēng pì yóu hù shū bù xiǔ shì
动摇则谷气得消，血脉流通，病不得生，譬犹户枢不朽是
yě shì yǐ gǔ zhī xiān zhě wéi dǎo yǐn zhī shì xióng jǐng chī gù yǐn wǎn yāo tǐ
也。是以古之仙者为导引之事，熊颈鸱顾③，引挽腰体④，
dòng zhū guān jié yǐ qiú nán lǎo wú yǒu yī shù míng wǔ qín zhī xì yī yuē hǔ
动诸关节，以求难老。吾有一术，名五禽之戏⑤：一曰虎，
èr yuē lù sān yuē xióng sì yuē yuán wǔ yuē niǎo yì yǐ chú jí bìng lì tí zú
二曰鹿，三曰熊，四曰猿，五曰鸟。亦以除疾，并利蹄足，
yǐ dāng dǎo yǐn tǐ zhōng bù kuài qǐ zuò yī qín zhī xì zhān rú hàn chū yīn shàng
以当导引。体中不快，起作一禽之戏，沾濡汗出，因上

zhuó fěn shēn tǐ qīng biàn fù zhōng yù shí pǔ shī xíng zhī nián jiǔ shí yú
着粉⑥，身体轻便，腹中欲食。”普施行之，年九十余，
ěr mù cōngmíng chǐ yá wán jiān
耳目聪明⑦，齿牙完坚。

【词语解释】

①语：告诉。劳动：活动。

②但：只是。极：疲惫。

③熊颈鸱顾：像熊那样站立，像鸱鸟那样回顾。

④引挽：伸展。

⑤五禽之戏：是指华佗模仿五种动物的动作而创造的保健体操。

⑥因：接着。上：体表。

⑦聪：听力好。明：视力好。

【释义】 广陵吴普和彭城樊阿都师从华佗。吴普按照华佗所授的方法治病，每多痊愈。华佗告诉吴普："人的身体要进行运动，但是不要使其疲惫。身体活动，水谷才能得以消化，血脉才能畅通，疾病就不会发生，譬如门轴不会朽烂就是这个道理。因此古代长寿的人从事导引的锻炼活动，像熊那样直立，像鸱鸟那样回头，伸展腰部躯体，活动各个关节，以求不易衰老。我有一种锻炼方法，叫作'五禽戏'，第一叫虎戏，第二叫鹿戏，第三叫熊戏，第四叫猿戏，第五叫鸟戏。也可以用来除去疾病，并使腿脚轻便灵活，用来当作导引之术。如果身体不舒适，起来做其中某一禽戏，使身上汗出，接着在体表扑些粉，会感觉身体轻快，腹中也想进食了。"吴普坚持做五禽戏，活到九十多岁时，仍然耳朵聪灵，眼睛明亮，牙齿完好而坚固。

【课外练习】

1. 词语解释

游学、（皆不）就、共止、（所）苦（正同）、语（普曰）、劳动、极（尔）、因上（着粉）。

2. 译句

游学徐土，兼通数经。沛相陈珪举孝廉，太尉黄琬辟，皆不就。

3. 在本文中，华佗创造了什么方法治疗外科疾病？创造了什么方法预防疾病？

xīn táng shū sūn sī miǎozhuàn jié xuǎn

《新唐书·孙思邈传》节选

běi sòng sòng qí
北宋·宋祁

sūn sī miǎo jīng zhào huá yuán rén tōng bǎi jiā shuō shàn yán lǎo zǐ
【原文】 孙思邈，京兆华原人①。通百家说，善言老子、
zhuāng zhōu zhōu luò zhōu zǒng guǎn dú gū xìn jiàn qí shào yì zhī yuē shèng tóng
庄周②。周洛州总管独孤信见其少③，异之，曰：“圣童
yě gù qì dà nán wéi yòng ěr jí zhǎng jū tài bái shān suí wén dì fǔ
也④，顾器大难为用尔！”及长，居太白山⑤。隋文帝辅
zhèng yǐ guó zǐ bó shì zhào bù bài mì yǔ rén yuē hòu wǔ shí nián yǒu shèng
政，以国子博士召⑥，不拜⑦。密语人曰：“后五十年有圣
rén chū wú qiě zhù zhī tài zōng chū zhào yì jīng shī nián yǐ lǎo ér tīng shì
人出⑧，吾且助之。”太宗初，召诣京师，年已老，而听视
cōng liǎo dì tàn yuē yǒu dào zhě yù guān zhī bú shòu xiǎn qìng zhōng fù
聪了。帝叹曰：“有道者！”欲官之，不受。显庆中⑨，复
zhào jiàn bài jiàn yì dà fū gù cí shàng yuán yuán nián chēng jí huán shān gāo
召见，拜谏议大夫⑩，固辞。上元元年⑪，称疾还山，高
zōng cì liáng mǎ jiǎ pó yánggōng zhǔ yì sī yǐ jū zhī
宗赐良马，假鄱阳公主邑司以居之。

【词语解释】

① 京兆：原为西汉首都长安行政区域名，今属西安市辖区。后世遂称京都为京兆。华原：县名，属京兆，今陕西耀州区。

② 庄周：即庄子。

③ 周：指公元557年宇文觉建立的北周，至581年为杨坚取代。洛州：今河南洛阳。总管：都督诸州军事的长官。

④ 圣童：犹“神童”。

⑤ 太白山：即终南山。因终年积雪，故名。一说为秦岭山脉中之太乙山。

⑥ 国子博士：学官名，为当时最高教育机构国子学中的教授之官。

⑦ 不拜：不接受任命。

⑧ 圣人：指唐太宗李世民，公元 627 年即位。

⑨ 显庆：唐高宗李治年号。公元 656~660 年。

⑩ 谏议大夫：官名。属门下省，主管侍从规谏。

⑪ 上元：亦为唐高宗年号。公元 674~676 年。

【释义】 孙思邈是京兆郡华原人。通晓百家之说，善于阐述老子、庄子的学说。北周时，洛州总管独孤信见他年轻，认为他卓尔不凡，说：“这是神童，不过才器宏大难以被任用啊！”到了成年，孙思邈隐居在太白山。隋文帝杨坚辅佐北周国君主持朝政时，以国子博士的职务召请他，他没有从命。他私下告诉别人：“五十年以后有圣人出世，我将会助他。”唐太宗即位之初，他奉召到京都长安，当时他已年老，但仍听觉灵敏、视力清晰。唐太宗赞叹说：“真是有养生之道的人啊！”太宗要任命他官职，他不受命。到高宗显庆年间，又召见他，任命其为谏议大夫，他也坚决辞谢。到了上元元年，他自称有疾希望回到太白山去，高宗赐给他良马，并把鄱阳公主的旧宅给他居住。

sī miǎo yú yīn yáng tuī bù yī yào wú bù shàn mèng shēn lú
【原文】 思邈于阴阳、推步、医药无不善①，孟诜、卢
zhào lín děng shī shì zhī zhào lín yǒu è jí bù kě wéi gǎn ér wèn yuē gāo yī
照邻等师事之②。照邻有恶疾，不可为，感而问曰：“高医
yù jí nài hé dá yuē tiān yǒu sì shí wǔ xíng hán shǔ dié jū hé wéi yǔ
愈疾奈何？”答曰：“天有四时五行，寒暑迭居③。和为雨，
nù wéi fēng níng wéi shuāng xuě zhāng wéi hóng ní tiān cháng shù yě rén zhī sì zhī
怒为风，凝为霜雪，张为虹霓，天常数也④。人之四肢
wǔ zàng yī jiào yī mèi tǔ nà wǎng lái liú wéi róng wèi zhāng wéi qì sè fā
五脏，一觉一寐，吐纳往来，流为荣卫，章为气色⑤，发
wéi yīn shēng rén cháng shù yě yáng yòng qí xíng yīn yòng qí jīng tiān rén suǒ tóng yě
为音声，人常数也。阳用其形，阴用其精，天人所同也。
shī zé zhēng shēng rè pǐ shēng hán jié wéi liú zhuì xiàn wéi yōng jū bēn zé
失则蒸生热，否生寒⑥，结为瘤赘，陷为痈疽；奔则
chuǎn fá jié zé jiāo gǎo fā hū miàn dòng hū xíng tiān dì yì rán wǔ wěi suō
喘乏，竭则燋槁⑦，发乎面，动乎形。天地亦然：五纬缩
yíng bèi huì fēi liú qí wēi zhěn yě hán shǔ bù shí qí zhēng fǒu yě shí
赢⑧，孛彗飞流⑨，其危诊也；寒暑不时，其蒸否也；石

lì tǔ yǒng shì qí liú zhuì shānbēng tǔ xiàn shì qí yōng jū bēn fēng bào yǔ qí chuǎn
立土踊，是其瘤赘；山崩土陷，是其痈疽；奔风暴雨其喘

fá chuān dú kě hé qí jiāo gǎo gāo yī dǎo yǐ yào shí jiù yǐ zhēn jì shèng rén hé yǐ
乏，川渎竭涸其燋槁。高医导以药石，救以针剂，圣人和以

zhì dé fǔ yǐ rén shì gù tǐ yǒu kě yù zhī jí tiān yǒu kě zhèn zhī zāi
至德，辅以人事，故体有可愈之疾，天有可振之灾⑩。”

【词语解释】

① 推步：推算天文历法之学。

② 孟诜：初唐医药学家，曾举进士，官至同州刺史。著有《食疗本草》《补养方》《必效方》等。卢照邻：初唐文学家，与王勃、杨炯、骆宾王合称“初唐四杰”，体弱多病。

③ 迭居：交替，更换。

④ 常数：常度，常规。

⑤ 章：同“彰”。显著；显示。

⑥ 否：闭塞。此指阳气不通则阴邪弥漫而生寒证。

⑦ 燋：通“憔”，憔悴。

⑧ 五纬：古人以水、火、木、金、土五星为“五纬”。缩赢：或作“赢缩”“盈缩”。

⑨ 孛：彗星的一种。

⑩ 振：救济。

【释义】 孙思邈对于阴阳、推算天文历法和医药没有不擅长的，孟诜、卢照邻等都以师礼侍奉他。卢照邻身有恶疾，未能治愈，有感问道：“高明的医生是怎样治愈疾病的？”孙思邈回答说：“天有四时五行，寒来暑往交替不断。天地阴阳之气和洽就降为雨，激荡似怒便成为风，凝聚则结为霜雪，张盈而成为霓虹，这是天地的常规。人们有四肢五脏，有时醒寤、有时卧寐，有吐故纳新、往来呼吸，流注为营卫之气，彰显为神采气色，散发于外则为五音声响，这是人的常度。阳的作用表现为视而可见的具体形貌，阴的作用表现为察而可知的性质功能，这是自然界和人类所共同的。阴阳失常则阳郁蒸而生热疾，阴被阳阻塞而生寒疾，气血蓄结而为瘤肿赘疣，气血下陷而为痈毒疽疮；气狂越则喘喝困乏，气虚竭则形容枯槁，这都可以从外表形貌上呈现出来。天地自然界也是如此：五星运行迟速

失常，孛彗在天际飞扫流逝，是天地不安的灾变之象；寒暑不按时交替，是天地之气的郁蒸阻塞；岩石耸立土堆踊起，是天地的瘤赘；山崩土陷，是天地的痈疽；骤风暴雨，是天地的喘喝困乏；川流涸绝，是天地的焦干枯槁。高明的医生用药石针砭来疏导救疗，所以人体有能够治愈的疾病；圣人以至德仁政来和解辅助，所以天地有可以挽救的灾变。”

【原文】 照邻曰：“人事奈何？”曰：“心为之君，君尚恭，故欲小。《诗》曰：‘如临深渊，如履薄冰。’小之谓也。胆为之将，以果决为务，故欲大。《诗》曰：‘赳赳武夫，公侯干城①。’大之谓也。仁者静②，地之象，故欲方。《传》曰③：‘不为利回，不为义疚。’方之谓也。智者动，天之象，故欲圆。《易》曰④，‘见机而作，不俟终日。’圆之谓也。”

【词语解释】

① 赳赳武夫，公侯干城：此指武士勇敢，是公侯的捍卫者，临事不惧，勇往直前。

② 仁者静：仁德之人性多安静。

③ 传：指《左传》。

④ 易：指《周易》。

【释义】 卢照邻又问道：“人世间的事情应怎样处理？”孙思邈说：“心为君主之官，君重恭谦，所以要谨小慎微。《诗经》中说：‘如临深渊，如履薄冰。’讲的就是小心。胆为将军之官，以果敢决断为要务，所以要求胆大。《诗经》中说：‘赳赳武夫，公侯干城。’讲的就是大胆。仁者宁静，这是地之象征，所以要求方正。《左传》中说：‘不为利回，不为义疚。’讲的就是行方。智者恒动，这是天之象征，所以要求圆通。《易经》中说：‘见机而作，不俟终日。’讲的就是智圆。”

fù wèn yǎng xìng zhī yào dá yuē tiān yǒu yíng xū rén yǒu zhūn
【原文】 复问养性之要。答曰："天有盈虚，人有屯
wēi bù zì shèn bù néng jì yě gù yǎng xìng bì xiān zhī zì shèn yě shèn yǐ wèi
危①，不自慎，不能济也。故养性必先知自慎也。慎以畏
wéi běn gù shì wú wèi zé jiǎn rén yì nóng wú wèi zé huī jià sè gōng wú wèi zé
为本，故士无畏则简仁义②，农无畏则堕稼穑③，工无畏则
màn guī jǔ shāng wú wèi zé huò bù zhí zǐ wú wèi zé wàng xiào fù wú wèi zé fèi
慢规矩④，商无畏则货不殖⑤，子无畏则忘孝，父无畏则废
cí chén wú wèi zé xūn bù lì jūn wú wèi zé luàn bù zhì shì yǐ tài shàng wèi dào
慈，臣无畏则勋不立，君无畏则乱不治。是以太上畏道⑥，
qí cì wèi tiān qí cì wèi wù qí cì wèi rén qí cì wèi shēn yōu yú shēn zhě bù jū
其次畏天，其次畏物，其次畏人，其次畏身。忧于身者不拘
yú rén wèi yú jǐ zhě bù zhì yú bǐ shèn yú xiǎo zhě bù jù yú dà jiè yú jìn zhě bù
于人，畏于己者不制于彼，慎于小者不惧于大，戒于近者不
wǔ yú yuǎn rú cǐ zé rén shì bì yǐ
侮于远。如此则人事毕矣。"

【词语解释】

① 屯危：安危；灾难。

② 简：简慢；轻忽。

③ 堕：同"隳"，毁坏。

④ 慢：轻慢；不敬。

⑤ 殖：繁殖；滋生。

⑥ 太上：犹"最上"。亦作"大上"。此指上智之人。道：指产生天地万物的根源。这是道家唯心主义哲学的核心。

【释义】 卢照邻又问养生的要领。孙思邈回答说："天有盈虚之变，人有安危之时，若自己不能谨慎自养，就不能自济了，所以养生一定首先要知道自慎。谨慎是以有所敬畏为根本的，所以士人无所敬畏就会荒废仁义，农夫无所敬畏就会种坏庄稼，工匠无所敬畏就会轻视公认的圆规和矩尺，商贾无所敬畏财货就不能增殖，做子女的无所敬畏就会忘记孝道，做父母的无所敬畏就会忘掉慈爱，臣下无所敬畏就不能建立功业，君上无所敬畏国家就会混乱而不得太平。因此最明智的人总是敬畏道，其次敬畏天，再次敬畏外物，又次敬畏人事，复次敬畏自身。对己身有所忧虑敬畏的，就不会受他人的束缚制约，对小事谨慎的对大事就不会畏惧，对近事能警惕的对远事就不会怠慢轻心。懂得这些道理，人事就尽到了。"

chū wèi zhēng děng xiū qí liáng chén zhōu suí děng wǔ jiā shǐ
【原文】 初，魏征等修齐、梁、陈、周、隋等五家史，
lǚ zī suǒ yí qí zhuàn zuì xiáng yǒng chún chū cù nián bǎi yú suì yí lìng
屡咨所遗①，其传最详。永淳初②，卒，年百余岁。遗令
bó zàng bù cáng míng qì jì qù shēng láo
薄葬，不藏明器③，祭去牲牢。

【词语解释】

① 咨：同“谘”。咨询。所遗：指齐、梁、陈、周、隋等前代的遗闻旧事。

② 永淳：唐高宗李治的年号，公元 682~683 年。

③ 明器：古代的随葬器物。

【释义】 当初，魏征等编修齐、梁、陈、周、隋等五朝的史书，多次询问遗闻旧事，其中关于孙思邈的传述最详尽。他在唐高宗永淳初年亡故，享年一百多岁。留下遗嘱令家人从简举办丧葬事宜，墓穴中不要放置冥器，祭祀时也不要用猪、牛、羊等牲畜祭品。

东垣老人传

元·砚坚

【原文】 东垣老人李君，讳杲①，字明之。其先世居真定②，富于金财。大定初③，校籍真定河间④，户冠两路⑤。君之幼也，异于群儿；及长，忠信笃敬⑥，慎交游，与人相接，无戏言。衢间众人以为欢洽处⑦，足迹未尝到，盖天性然也。朋侪颇疾之⑧，密议一席，使妓戏狎⑨，或引其衣，即怒骂，解衣焚之。由乡豪接待国使，府尹闻其妙龄有守也，讽妓强之酒⑩，不得辞，稍饮，遂大吐而出。其自爱如此。受《论语》《孟子》于王内翰从之⑪，受《春秋》于冯内翰叔献。宅有隙地，建书院，延待儒士。或不给者⑫，尽周之⑬。泰和中，岁饥，民多流亡，君极力赈救，全活者甚众。

【词语解释】

① 讳：受人尊敬之人去世以后，人们称说其名时，前加“讳”字，表示尊敬。杲：李杲，金元四大家之一，脾胃派的代表人物。

② 先世：祖先。真定：今河北正定县。

③ 大定：金世宗完颜雍的年号。

④ 校籍：核定户籍。河间：今属河北。

⑤ 户冠两路：指李家（的财富）在真定、河间两个地区居于首位。

⑥ 忠信笃敬：忠诚、守信、厚道、有礼。

⑦ 衢间：此代指街坊。欢洽处：欢乐惬意的场所。

⑧ 朋侪：同辈的人。疾：通“嫉”，嫉妒。

⑨ 戏狎：轻浮地调笑嬉戏。

⑩ 讽：用言语暗示。强之酒：强使他（李杲）饮酒。

⑪ 内翰：唐、宋、元代翰林的别称。

⑫ 不给：生活困难。

⑬ 周：接济。

【释义】 李东垣老先生，名杲，字明之。世代居住在真定路，家境非常富裕。金代大定初年，朝廷对真定、河间两路进行户籍核定，发现李家的财富在两地居于首位。李先生幼年时就不同于一般儿童；等到长大后，为人忠诚守信、厚重端庄，结交朋友非常慎重，跟人相处时，从来没有戏言。世间众人认为欢乐惬意的场所，他都不曾去过，这是天生秉性使然。同辈中很多人妒忌他，就私下商定，备下一桌酒席，席间让妓女轻浮地调戏他，一个妓女去拉扯他的衣服，他立即恼怒地骂了起来，并将衣服脱下烧了。一次，由地方豪绅接待南宋使者，府里的长官听说他年纪轻轻便很有操守，就暗示一个妓女硬让他饮酒。他推辞不过，稍微饮了一点，就大吐着离席而出。他自爱到了这样的程度。他跟从翰林王从之学习了《论语》和《孟子》，又跟从翰林冯叔献学习了《春秋》。他家宅院内有一片空地，就在那里建造了一座书院，用以接待儒生。有的儒生生活困苦，他就全面周济他们。金代泰和年间，连年发生饥荒，很多灾民逃荒到此地，李先生竭尽全力救济，救活了很多人。

mǔ wáng shì qǐn jí　mìng lǐ zhōng shù yī zhěng zhī　wēn liáng hán
【原文】 母王氏寝疾①，命里中数医拯之②，温凉寒
rè　qí shuō yì tóng　bǎi yào bèi cháng　yǐ shuǐ jì shuǐ　jìng mò zhī wéi hé zhèng
热，其说异同③；百药备尝，以水济水④，竟莫知为何证
ér bì　jūn tòng dào bù zhī yī ér shī qí qīn　yǒu yuàn yuē　ruò yù liáng yī
而毙。君痛悼不知医而失其亲⑤，有愿曰⑥：“若遇良医，

当力学以志吾过[7]！”闻易水洁古老人张君元素医名天下[8]，捐金帛诣之[9]。学数年，尽得其法。进纳得官[10]，监济源税[11]。彼中民感时行疫疠[12]，俗呼为大头天行[13]。医工遍阅方书，无与对证者，出己见，妄下之[14]，不效[15]，复下之，比比至死[16]。医不以为过，病家不以为非。君独恻然于心，废寝食，循流讨源，察标求本[17]，制一方，与服之，乃效。特寿之于木[18]，刻揭于耳目聚集之地[19]，用之者无不效。时以为仙人所传，而錾之于石碣[20]。

【词语解释】

① 寝疾：卧病在床。

② 里：乡里。

③ 异同：不同。

④ 以水济水：喻无益于救治。

⑤ 痛悼：痛心哀伤。

⑥ 有愿：发誓。

⑦ 志：记住。此为弥补之意。

⑧ 易水：今河北易县。洁古老人：金代医学家张元素。

⑨ 诣：拜访。

⑩ 进纳得官：交纳钱财而买到官职。

⑪ 监：主管。济源：地名，今属河南。

⑫ 彼中：那里。时行疫疠：传染性强的疫病。疠，同“疬”。

⑬ 大头天行：病名，以头面红肿、咽喉肿痛为主要特征的疾病。天行，即流行病。

⑭ 下：攻下的治法。

⑮ 效：见效。

⑯ 比比：接连不断地。

⑰ 循流讨源，察标求本：依据病症探讨病因，通过观察病状寻求病源。

⑱ 寿之于木：刻在木板上以永久保存它。

⑲ 刻揭：刻印张贴。耳目聚集之地：人多的地方。

⑳ 錾：在砖石上凿。石碣：泛指石碑。

【释义】 李先生的母亲王氏卧病不起，请乡里很多医生救治，但对疾病是寒证还是热证，他们的说法却各不相同，各种药都尝遍了，仍无济于事，最终竟然不知道死于什么病。李先生痛恨自己不懂医学而失去了母亲，立誓说："如果遇到良医，我一定要跟他努力学习来弥补过错。"他听说易水县的洁古老人张元素先生，医术闻名天下，于是就带着很多钱物去拜访。学习数年，尽得所传。后来他向朝廷捐献钱财买了一个官职，主管济源县的税务。那里的百姓感染了当时流行的疫病，就是俗称的大头瘟。医生们遍查医书，没找到跟这种病对症的方子，就根据自己的见解，胡乱地给病人泻下；没效果，就再泻下，以致病人接连不断地死亡。医生们都不认为治法错误，病家也不认为是治错了。唯独李先生深感哀痛，于是废寝忘食地查找病因，寻求病源，并据此创制了一个方子，给病人服用，居然很有效。李先生特意让人把这个方子雕刻在木版上印刷出来，张贴在行人聚集的地方供人们抄用，凡用了这个方子的病人没有不收效的。当时的人们认为这个方子是仙人传授的，就把它雕刻在石碑之上。

jūn chū bù yǐ yī wéi míng rén yì bù zhī jūn zhī shēn yú yī yě jūn
【原文】 君初不以医为名，人亦不知君之深于医也。君
bì bīng biàn liáng suí yǐ yī yóu gōng qīng jiān qí míng xiào dà yàn jù zǎi bié
避兵汴梁①，遂以医游公卿间②，其明效大验，具载别
shū rén chén běi dù yù dōng píng zhì jiǎ chén huán xiāng lǐ yī rì
书③。壬辰北渡④，寓东平⑤，至甲辰还乡里⑥。一日，
wèi yǒu rén zhōu dōu yùn dé fù yuē wú lǎo yù dào chuán hòu shì jiān qí rén nài
谓友人周都运德父曰⑦："吾老，欲道传后世，艰其人奈
hé dé fù yuē lián tái luó tiān yì qiān fù xìng xíng dūn pǔ cháng hèn suǒ
何⑧？"德父曰："廉台罗天益谦父⑨，性行敦朴，尝恨所
yè wèi jīng yǒu zhì yú xué jūn yù chuán dào sī rén qí kě yě tā rì
业未精⑩，有志于学，君欲传道，斯人其可也⑪。"他日，
xié wǎng bài zhī jūn yī jiàn yuē rǔ lái xué mì qián yī rén hū xué chuán dào yī rén
偕往拜之。君一见曰："汝来学觅钱医人乎？学传道医人

hū qiān fù yuē yì chuán dào ěr suì jiù xué rì yòng yǐn shí yǎng jǐ
乎？”谦父曰：“亦传道耳[12]。”遂就学，日用饮食，仰给

yú jūn xué sān nián jiā qí jiǔ ér bù juàn yě yú zhī bái jīn èr shí liǎng yuē
于君[13]。学三年，嘉其久而不倦也，予之白金二十两，曰：

wú zhī rǔ huó jì shèn nán kǒng rǔ dòng xīn bàn tú ér zhǐ kě yǐ cǐ jǐ qī
“吾知汝活计甚难[14]，恐汝动心，半途而止，可以此给妻

zǐ qiān fù lì cí bù shòu jūn yuē wú dà zhě bù xī hé lìn hū xì
子[15]。”谦父力辞不受。君曰：“吾大者不惜[16]，何吝乎细？

rǔ wù fù cí jūn suǒ qī zhě kě zhī yǐ lín zhōng píng rì suǒ zhù shū jiǎn kān juàn
汝勿复辞。”君所期者可知矣。临终，平日所著书检勘卷

zhì yǐ lèi xiāng cóng liè yú jǐ qián zhǔ qiān fù yuē cǐ shū fù rǔ fēi wèi
帙[17]，以类相从，列于几前，嘱谦父曰：“此书付汝，非为

lǐ míng zhī luó qiān fù gài wèi tiān xià hòu shì shèn wù yān mò tuī ér xíng zhī
李明之、罗谦父，盖为天下后世，慎勿湮没，推而行之。”

xíng nián qī shí yǒu èr shí xīn hài èr yuè èr shí wǔ rì yě jūn mò dài jīn shí
行年七十有二[18]，实辛亥二月二十五日也[19]。君殁，迨今十

yǒu qī nián qiān fù yán yóu zài ěr niàn zhī yì xīn yī xī jūn zhī xué zhī suǒ
有七年[20]，谦父言犹在耳，念之益新。噫嘻！君之学，知所

tuō yǐ
托矣。

【词语解释】

① 汴梁：今河南开封。

② 游：交往。

③ 具：同“俱”，全都。

④ 壬辰：指金哀宗开兴元年（公元1232年）。

⑤ 东平：县名，今属山东。

⑥ 甲辰：指宋理宗甲辰年（公元1244年）。

⑦ 都运：官名。

⑧ 艰：难寻。其人：合适的人。

⑨ 廉台：廉州，县名，今河北藁（gǎo）城。罗天益：元代医学家。

⑩ 尝：通“常”。恨：为……而遗憾。

⑪ 其：大概。

⑫ 亦：只是。

⑬ 仰给：依赖。

⑭ 活计：家里生活。

⑮ 妻子：妻子儿女。

⑯ 大者：指医道。

⑰ 检勘卷帙：整理校勘后编成卷册。

⑱ 行年：到那一年时。有：通“又”。

⑲ 实：通“时”。辛亥：指宋理宗辛亥年（公元1251年）。

⑳ 迨：到。

【释义】 李先生当初并不是因为医术而出名的，人们也不知道他精通医学。他躲避战乱到了汴梁以后，才凭医术游走于公卿之间，那些明显的效验医案，全都记载在别的书中。壬辰年间，他北渡黄河，寄居在东平，直到甲辰年才返回故里。有一天，他对友人都运周德父说：“我老了，想把医术传给后人，却很难找到适合的人，怎么办呢？”周德父说：“廉台县的罗天益，字谦父，品行敦厚朴实，常常遗憾自己的医道未能精通，有志于继续学习。您想要传授医道，这个人大概可以吧。”他日，周德父带着罗谦父一块来拜见他，李先生一见面就问：“你是来学做赚钱的医生呢？还是学做传授医道的医生？”罗谦父说：“只是继承和发扬医学而已。”于是跟从李先生学习。罗谦父的日常费用和饮食，都靠李先生供给。学了三年，李先生赞赏他长久不倦的学习精神，赠给他二十两白银，说：“我知道你生计艰难，担心你意志动摇，半途而废，你可以用这些银子来供养你的妻子儿女。”罗谦父坚辞不受。李先生说：“我对医道这样的大事都毫不吝惜，怎么会吝惜这小小的钱财呢？你不要再推辞了。”李先生期望的事情可想而知了。临终前，他把一生的著作整理校勘，分卷装函，按类排列，摆放在书案上，嘱咐罗谦父说：“这些书交给你，不是为了李明之，也不是为了罗谦父，而是为了天下后代人，千万不要湮没它们，要把它们推广施用。”他享年七十二岁，去世时间是辛亥年二月二十五日。李先生去世，至今已有十七年了，罗谦父说起这些感到他的教诲仍在耳边一样，回想起来更觉犹新。好啊！先生的学术，得到值得托付的人了。

【课外练习】

1. 词语解释

忠信笃敬、衢间、朋侪、戏狎、（其说）异同、有愿、诣（之）、比比（至死）、仰给、活计、行年。

2. 熟读全文。

《丹溪翁传》节选

元·戴良

【原文】 翁简悫贞良[1]，刚严介特[2]，执心以正，立身以诚，而孝友之行，实本乎天质。奉时祀也[3]，订其礼文而敬泣之。事母夫人也，时其节宣以忠养之[4]。宁歉于己，而必致丰于兄弟；宁薄于己子，而必施厚于兄弟之子。非其友不友[5]，非其道不道。好论古今得失，慨然有天下之忧。世之名公卿多折节下之[6]，翁为直陈治道，无所顾忌。然但语及荣利事，则拂衣而起。与人交，一以三纲五纪为去就[7]。尝曰："天下有道，则行有枝叶；天下无道，则辞有枝叶[8]。"夫行，本也；辞，从而生者也。苟见枝叶之辞，去本而末是务，辄怒溢颜面，若将浼焉[9]。翁之卓卓如是[10]，则医特一事而已。然翁讲学行事之大方[11]，已具吾友宋太史濂所为翁墓志[12]，兹故不录。而窃录其医之可传者为翁传，庶使后之君子得以互考焉[13]。

【词语解释】

① 简悫贞良：简朴、诚实、忠贞、善良。

② 刚严介特：刚毅、严肃、独特不凡。

③ 时祀：每年四季祭祀祖先。

④ 时其节宣：使母亲的饮食起居按时。

⑤ 非其友不友：不是可做朋友的人不去结交。

⑥ 折节下之：屈身向他请教。

⑦ 三纲五纪：即三纲五常，封建社会的伦理道德标准。三纲即君为臣纲、父为子纲、夫为妇纲。五常即仁、义、礼、智、信。去就：绝交或亲近。

⑧ 天下有道，则行有枝叶；天下无道，则辞有枝叶：天下行正道时，那么实际行为就兴盛；天下不行正道时，那么浮夸空谈就盛行。

⑨ 浼：玷污。

⑩ 卓卓：超群不凡的样子。

⑪ 大方：大道，大家风范。

⑫ 宋太史濂：明初文学家宋濂。

⑬ 庶：希望。

【释义】 丹溪翁简朴诚实，忠贞善良，刚毅严肃，独特不凡；用正直的作风来持心养性，用诚实忠信来立身处世；孝敬父母、友爱兄弟的品行，更是出于天性。供奉每年四季的祭祀，他订出礼仪祭文来恭敬地哀悼先人。侍奉母亲，他按时调节其饮食起居并忠心奉养。在财物方面，宁可自己少得一点，也一定要让兄弟丰厚富裕；宁可让自己的孩子吃亏，也一定要厚待兄弟的孩子。不是志同道合的人就不跟他交朋友，不是正道的话就不说。喜欢谈论古今的成败得失，慷慨激烈，有心忧天下的大志。社会上的名士大夫，大多都降低身份，虚心地向他请教，丹溪翁直率地向他们陈述治世之道，没有顾忌。然而有人一旦提到名利之事，他就生气地甩甩衣袖起身走了。跟人交往，完全以三纲五常作为绝交或亲近的准则。他曾经说："天下行正道时，实际行为就兴盛；天下不行正道时，浮夸空谈就盛行。"品德行为是根，言辞随它而生。假如他见到有人喜欢浮夸的言谈，抛弃根本而追求枝叶，就会怒气满面，像要受到玷污似的。他超群不凡的品行都像这样，而行医仅仅是一个方面罢了。不过他讲学行事的大家风范，已经记载在我的朋友太史宋濂为他写的墓志铭里了，这里不再记录。只是私下记录他行医过程中值得传播的事情给他作传记，希望使后世的君子得以互相参考。

【原文】 论曰：昔汉严君平[1]，博学无不通，卖卜成都。人有邪恶非正之问，则依蓍龟为陈其利害[2]。与人子言，依于孝；与人弟言，依于顺；与人臣言，依于忠。史称其风声气节[3]，足以激贪而厉俗[4]。翁在婺得道学之源委[5]，而混迹于医。或以医来见者，未尝不以葆精毓神开其心[6]。至于一语一默，一出一处，凡有关于伦理者，尤谆谆训诲，使人奋迅感慨激厉之不暇[7]。左丘明有云：“仁人之言，其利博哉[8]！”信矣[9]。若翁者，殆古所谓直谅多闻之益友[10]，又可以医师少之哉[11]？

【词语解释】

① 严君平：西汉蜀郡（今成都）人。

② 蓍龟：指蓍草、龟甲，均为古代占卜的工具。利害：祸害。

③ 风声气节：风度声誉、志气节操。

④ 激贪而厉俗：使贪婪的人受到感动，使庸俗的人受到劝勉。

⑤ 婺：婺州。今浙江金华地区。

⑥ 葆精毓神：保养精神。

⑦ 激厉：受到激发勉励。厉，同“励”。

⑧ 仁人之言，其利博哉：有德行的人说一句话，别人就能得到很大的益处。形容有才的人说的话非常有益。

⑨ 信：确实。

⑩ 直谅多闻之益友：正直、诚信、博学的良师益友。

⑪ 少：轻视。

【释义】《汉书》中说：昔日汉代的严君平，非常博学，没有什么学问不通晓，在成都大街上以卖卜为生。如果人有邪恶的不正当的卜问，就依据占卜的情况给他们陈述这些行为的危害。跟做儿子的人谈卜，就依据于孝道；跟做弟弟的人谈卜，就依据于顺从；跟当臣子的人谈卜，就依据于忠心。史书上称颂他的风度、声望、志气、节操足以使贪婪的人受到感动而改邪归正，使庸俗的人受到劝勉而弃旧图新。朱丹溪在婺州学到了宋儒道学的源流，而置身在医界。有人来就医，他总是拿保养精神来启发他们。至于日常生活中或言语或沉默，或外出或居家，凡是关系到人与人之间道德伦理的，他就谆谆教诲，使人受到激发勉励，立刻精神振奋。左丘明曾说："有德行的人说的话，是非常有益的！"真是千真万确。像丹溪翁这样的人，大概就是古代人所说的正直、诚实而博学的良师益友，又怎能因为他是医师就小看他呢？

【课外练习】

1. 词语解释

刚严介特、浼、风声气节、激贪而厉俗、葆精毓神、直谅多闻之益友。

2. 译句

① 翁简悫贞良，刚严介特，执心以正，立身以诚，而孝友之行，实本乎天质。

② 天下有道，则行有枝叶；天下无道，则辞有枝叶。

lǐ shí zhēnzhuàn jié xuǎn

《李时珍传》节选

qīng gù jǐngxīng

清·顾景星

lǐ shí zhēn zì dōng bì zǔ mǒu fù yán wén shì yǐ yī wéi

【原文】 李时珍，字东壁。祖某①，父言闻，世以医为

yè shí zhēn nián shí sì bǔ zhū shēng sān shì yú xiāng bù shòu dú shū shí

业。时珍年十四，补诸生②，三试于乡，不售③。读书十

nián bù chū hù tíng bó xué wú suǒ fú guī shàn yī jí yǐ yī zì jū chǔ wáng

年，不出户庭，博学无所弗瞡④。善医，即以医自居。楚王

wén zhī pìn wéi fèng cí zhǎngliáng yī suǒ shì shì zǐ bào jué lì huó zhī jiàn

闻之，聘为奉祠，掌良医所事⑤。世子暴厥⑥，立活之。荐

yú cháo shòu tài yī yuàn pàn yī suì gào guī zhe běn cǎo gāng mù

于朝⑦，授太医院判。一岁告归⑧，著《本草纲目》。

【词语解释】

① 某：李时珍的祖父，作者不知他的名字，所以称某。

② 诸生：秀才。

③ 不售：此指考试不中。

④ 瞡：视、看。

⑤ 掌：主管。良医所：明代各王府的医疗机构。

⑥ 世子：即嫡子。古代王侯正妻所生的长子。

⑦ 朝：朝廷。

⑧ 告：请求。

【释义】 李时珍，字东壁。祖父某，父亲名言闻。世代以医生为业。李时珍十四岁时，考中秀才；三次应考乡试，没有考中。读书十年，不出门庭，广泛学习，没有不阅读的书。善于医术，以医生自居。楚王听说他的事情后，聘请他做

奉祠正，主管良医所的事务。楚王嫡子突然昏厥，李时珍立刻救活了他。楚王推荐他到朝廷，授给他太医院判的官职。一年后他就请求回乡，编著《本草纲目》。

【原文】 年七十六，为《遗表》①，授其子建元②。其略曰："臣幼苦羸疾③，长成钝椎④。惟耽嗜典籍⑤，奋切编摩⑥，纂述诸家，心殚厘定⑦。伏念本草一书⑧，关系颇重，谬误实多，窃加订正，历岁三十，功始成就。"

【词语解释】

① 遗表：臣子生前写好，死后呈给皇帝的报告。

② 建元：李时珍的次子。

③ 羸疾：体弱多病。

④ 钝椎：比喻迟钝愚笨。

⑤ 耽嗜：酷爱。

⑥ 奋切编摩：狠下决心编修本草。

⑦ 心殚：费尽心力。厘定：整理编定。

⑧ 伏念：俯伏思念。

【释义】 李时珍 76 岁时，写下遗表，交给他的儿子李建元。遗表上大略是说："我小时候为体弱多病而痛苦，长大以后愚钝，只是特别爱好典籍，振作精神深入整理研究，收集记述各家理论，尽心修订。我认为《本草》这本书，关系重大，谬误实在很多，故私下加以修订改正，历时三十年，工作方才完成。"

【课外练习】

1. 词语解释

不售、遗表、耽嗜、心殚、厘定、伏念。

2. 译句

臣幼苦羸疾，长成钝椎。惟耽嗜典籍，奋切编摩，纂述诸家，心殚厘定。

wēn bìng tiáo biàn xù

《温病条辨》叙

qīng wāngtíngzhēn

清·汪廷珍

xī chún yú gōng yǒu yán rén zhī suǒ bìng bìng bìng duō yī zhī suǒ

【原文】 昔淳于公有言[1]：“人之所病，病病多；医之所

bìng bìng fāng shǎo fú bìng duō ér fāng shǎo wèi yǒu shèn yú wēn bìng zhě yǐ hé yě

病，病方少。”夫病多而方少，未有甚于温病者矣。何也？

liù qì zhī zhōng jūn xiàng liǎng huǒ wú lùn yǐ fēng shī yǔ zào wú bù jiān wēn wéi

六气之中[2]，君相两火无论已[3]，风湿与燥无不兼温，惟

hán shuǐ yǔ wēn xiāng fǎn rán shāng hán zhě bì bìng rè tiān xià zhī bìng shú yǒu duō yú wēn bìng

寒水与温相反，然伤寒者必病热。天下之病孰有多于温病

zhě hū fāng shū shǐ yú zhòng jǐng zhòng jǐng zhī shū zhuān lùn shāng hán cǐ liù qì zhōng zhī

者乎？方书始于仲景。仲景之书专论伤寒，此六气中之

yí qì ěr qí zhōng yǒu jiān yán fēng zhě yì yǒu jiān yán wēn zhě rán suǒ wèi fēng zhě

一气耳。其中有兼言风者，亦有兼言温者。然所谓风者，

hán zhōng zhī fēng suǒ wèi wēn zhě hán zhōng zhī wēn yǐ qí shū běn lùn shāng hán yě

寒中之风；所谓温者，寒中之温，以其书本论伤寒也。

qí yú wǔ qì gài wèi zhī jí shì yǐ hòu shì wú chuán yān suī rán zuò zhě wèi shèng

其余五气，概未之及，是以后世无传焉。虽然，作者谓圣，

shù zhě wèi míng xué zhě chéng néng jiū qí wén tōng qí yì huà ér cái zhī tuī ér

述者谓明[4]，学者诚能究其文，通其义，化而裁之，推而

xíng zhī yǐ zhì liù qì kě yě yǐ zhì nèi shāng kě yě wáng rú shì xiǎn zhī shí zhī

行之[5]，以治六气可也，以治内伤可也。亡如世鲜知十之

cái shì yǐ quē rú wéi chǐ bù néng jǔ yī fǎn sān wéi wù àn tú suǒ jì

才士[6]，以阙如为耻[7]，不能举一反三，惟务按图索骥。

【词语解释】

① 淳于公：淳于意。西汉医家。

② 六气：指五运六气中的六气，即太阳寒水、阳明燥金、少阳相火、太阴湿土、少阴君火、厥阴风木。

③ 已：语气词。

④ 述者谓明：能阐述清楚的人叫做贤明的人。

⑤ 化而裁之，推而行之：意为加以变通。

⑥ 亡如：无奈。知十："闻一以知十"的略语。意为触类旁通。

⑦ 阙如：谓缺而不言，即存疑。

【释义】 从前，淳于公说过："人们所担心的问题，是疾病多；医生所担心的问题，是治病的方法少。"病症多而治病方法少的疾病，没有超过温病的。为什么呢？六气当中，君火、相火自不用说，风、湿和燥没有不同时夹杂有温的，只有寒同温相反，然而被寒邪伤害的人一定患热证。天下的病哪有比温病更多的呢？记载和论述方剂的书是从张仲景开始的。张仲景的书专门论述伤寒，这只是六气当中的一种啊。其中有同时说到风的，也有同时说到温的。可是所讲的风，是寒中的风；所讲的温，是寒中的温，因为他的书本来就是论述伤寒的呀！其余五气，一概没有涉及，因此后代也就没有传下来。即使这样，创作《伤寒论》的人被称为圣人，阐述清楚的人被叫做贤明的人，学习的人如果真能彻底研究他们的文章，通晓他们的文义，并加以变通，用来治疗六气造成的疾病是可以的，用来治疗内伤也是可以的。无奈社会上很少有善于触类旁通的、以治疗六气方法缺少为耻的、有才识的医生，不能举一反三，只知按图索骥般地就伤寒而论伤寒。

gài zì shū hé ér xià dà yuē jiē yǐ shāng hán zhī fǎ liáo liù qì zhī
【原文】 盖自叔和而下，大约皆以伤寒之法疗六气之
kē yù fēng yǐ chī zhǐ lù wéi mǎ dài shì ér zhé kùn yì zhī qí shù zhī
疴，御风以绨①，指鹿为马，迨试而辄困②，亦知其术之
shū yě yīn ér yán xí gù fāng lüè biàn yào wèi chōng hé jiě jī zhū tāng fēn rán zhù
疏也。因而沿习故方，略变药味，冲和、解肌诸汤纷然著
lù zhì táo shì zhī shū chū suì jū rán yǐ dù zhuàn zhī shāng hán zhì tiān xià zhī
录③。至陶氏之书出④，遂居然以杜撰之伤寒治天下之
liù qì bù dú zhòng jǐng zhī shū suǒ wèi yán zhě bù néng fā míng bìng zhòng jǐng yǐ dìng zhī
六气，不独仲景之书所未言者不能发明，并仲景已定之
shū jìn zāo cuàn yì shì sú lè qí qiǎn jìn xiāng yǔ zōng zhī ér shēng mín zhī huò qì
书尽遭窜易。世俗乐其浅近，相与宗之，而生民之祸亟
yǐ yòu yǒu wú yòu kě zhě zhù wēn yì lùn qí fāng běn zhì yī shí zhī shí
矣⑤。又有吴又可者，著《温疫论》，其方本治一时之时
yì ér shì wù yǐ zhì cháng hòu zhī wēn rè zuì hòu ruò fāng zhōng xíng yù jiā yán
疫⑥，而世误以治常候之温热⑦。最后若方中行、喻嘉言

zhū zǐ suī liè wēn bìng yú shāng hán zhī wài ér zhì fǎ zé zhōng wèi lí hū shāng hán zhī
诸子，虽列温病于伤寒之外，而治法则终未离乎伤寒之

zhōng wéi jīn yuán liú hé jiān shǒu zhēn shì zhě dú zhī rè bìng chāo chū zhū jiā suǒ
中。惟金源刘河间守真氏者[8]，独知热病，超出诸家，所

zhù liù shū fēn sān jiāo lùn zhì ér bù mò shǒu liù jīng shù jī yōu shì yī dēng
著六书[9]，分三焦论治，而不墨守六经，庶几幽室一镫[10]，

zhōng liú yī zhù xī qí rén pǔ ér shǎo wén qí lùn jiǎn ér wèi chàng qí fāng shí yì
中流一柱[11]。惜其人朴而少文，其论简而未畅，其方时亦

zá ér bù jīng chéng qí hòu zhě yòu bù néng chǎn míng qí yì bì bǔ qí shū ér xià shì
杂而不精。承其后者又不能阐明其意，裨补其疏，而下士

wén dào ruò zhāng jǐng yuè zhī tú fāng qiě guài ér zǐ zhī yú shì qí xué bù míng qí
闻道若张景岳之徒[12]，方且怪而訾之。于是其学不明，其

shuō bù xíng ér shì zhī sú yī yù wēn rè zhī bìng wú bù shǒu xiān fā biǎo zá yǐ xiāo
说不行。而世之俗医遇温热之病，无不首先发表，杂以消

dǎo jì zé jùn tóu gōng xià huò wàng yòng wēn bǔ qīng zhě yǐ zhòng zhòng zhě yǐ sǐ
导，继则峻投攻下，或妄用温补，轻者以重，重者以死。

xìng miǎn zé zì wèi jǐ gōng zhì sǐ zé bù yán jǐ guò jí bìng zhě yì dàn zhī gāo huāng nán
幸免则自谓己功，致死则不言己过，即病者亦但知膏肓难

wǎn ér bù wù yào shí shā rén fù yǐ shòu zǐ shī yǐ chuán dì jǔ shì tóng fēng
挽，而不悟药石杀人。父以授子，师以传弟，举世同风，

láo bù kě pò fèi fǔ wú yǔ yuān guǐ yè háo èr qiān yú nián lüè tóng yī zhé
牢不可破。肺腑无语，冤鬼夜嗥，二千余年，略同一辙，

kě shèng kǎi zāi
可胜慨哉！

【词语解释】

① 绨：细葛布。

② 迨：等到。困：窘迫。

③ 冲和：加减冲和汤。解肌：柴葛解肌汤。

④ 陶氏之书：陶华所著《伤寒六书》。

⑤ 亟：频繁。

⑥ 一时之时疫：某一时期的流行疫病。

⑦ 常候：固定的季节。

⑧ 金源：金代的别称。

⑨ 六书：指《河间六书》。

⑩ 镫：同“灯”。

⑪ 中流一柱：即中流砥柱。比喻能顶住危局的坚强力量。

⑫ 下士闻道：下等愚拙之人听了高明的理论。语出《老子》。

【释义】 自王叔和以下，医生们大都用治伤寒的方法疗六气造成的疾病，这样做，好比用细葛布挡风，指鹿为马地混淆了伤寒与温病的界限，到治疗时立即失败，也就知道他们医术的粗疏了。因为这个原因，他们仍旧袭用原来的方剂，稍微改变药味，冲和汤、柴葛解肌汤等方剂就纷纷出现在书籍记载。到陶华的《伤寒六书》出现，竟然用臆造的治伤寒的方法疗六气造成的所有疾病，不仅仅对张仲景没有讲到的内容未能创新发挥，就连张仲景已写定的书也都遭到了篡改。一般人喜欢《伤寒六书》内容浅近，共同尊崇它，然而人民的祸患就频繁了。又有一个叫吴又可的医家编著《温疫论》，其中的方剂本来是治疗一定时期发生的流行性疾病的，但是社会上的人错误地用它来治疗平时发生的温热病。最后像方中行、喻嘉言诸医家，虽然把温病排列在伤寒之外，但是治疗方法却最终没有离开伤寒。只有金代刘完素特别通晓热病，超出各家，编著的《河间六书》分上、中、下三焦论述治疗，而不墨守六经，近似暗室一灯，中流一柱。可惜他为人敦厚而缺乏辞采，他的论述简略而不流畅，他的方剂有时也驳杂而不纯粹，继承他的人又不能阐明其中的含义，弥补其中的疏漏。像张景岳这一类学习医道的人，尚且在责怪诋毁他。于是，他的学术理论未被阐明，他的主张不被推行。社会上平庸的医生遇到温热病，莫不首先发汗解表，掺杂用消导之法，接下来猛用攻下，或乱用温补，轻病因而加重，重病因而致死。对于侥幸不死的病人就吹嘘是自己的功劳，造成死亡的便闭口不说是自己的过失，即使病人也只知道重病难以挽救，而不了解药物可以杀人。父亲把这一套方法传给儿子，老师把这一套方法授予学生，整个社会同一风气，牢不可破。肺腑不能说话，冤鬼深夜号哭，两千多年，大略相同，令人感慨不已！

wǒ cháo zhì qià xué míng míng xián bèi chū xián zhī sù yuán líng
【原文】 我朝治洽学明①，名贤辈出，咸知溯原《灵
sù wèn dào cháng shā zì wú rén yè tiān shì shì wēn bìng lùn wēn bìng xù lùn
《素》，问道长沙。自吴人叶天士氏《温病论》《温病续论》
chū rán hòu dāng míng biàn wù hào xué zhī shì xián zhī xiàng fāng ér tān cháng xí
出，然后当名辨物②。好学之士，咸知向方③；而贪常习
gù zhī liú yóu qiě gè shì shī shuō wù wén zhì lùn qí cū gōng zé yòu lüè zhī shū jié
故之流，犹且各是师说，恶闻至论。其粗工则又略知疏节，

wèi dá jīng zhǐ shī zhī yú yòng hǎn dé shí quán wú yǒu jū tōng wú zǐ huái jiù shì
未达精旨，施之于用，罕得十全。吾友鞠通吴子，怀救世
zhī xīn bǐngchāo wù zhī zhé shì xué bù yàn yán lǐ wù jīng kàng zhì yǐ xī gǔ
之心，秉超悟之哲④，嗜学不厌⑤，研理务精，抗志以希古
rén xū xīn ér shī bǎi shì bìng sī shì zhī mào mào yě shù xiān xián zhī gé yán
人⑥，虚心而师百氏。病斯世之贸贸也⑦，述先贤之格言，
shū shēng píng zhī xīn dé qióng yuán jìng wěi zuò wéi shì shū rán yóu wèi gǎn zì xìn
摅生平之心得⑧，穷源竟委，作为是书。然犹未敢自信，
qiě jù shì zhī wèi xìn zhī yě cáng zhū sì zhě jiǔ zhī yú wèi xué zhě zhī xīn gù wú
且惧世之未信之也，藏诸笥者久之⑨。予谓学者之心固无
zì xìn shí yě rán yǐ tiān xià zhì duō zhī bìng ér jìng wú yìng bìng zhī fāng xìng ér dé
自信时也，然以天下至多之病，而竟无应病之方，幸而得
zhī jí yí chū ér gōng zhī pì rú zhěng nì jiù fén qǐ dài zhěng guān shù fà
之，亟宜出而公之⑩，譬如拯溺救焚，岂待整冠束发？
kuàng hū xīn lǐ wú yì dà dào bù gū shì shū yī chū zǐ yún qí rén bì dāng dàn
况乎心理无异，大道不孤，是书一出，子云其人，必当旦
mù yù zhī qiě jiāng yǒu chǎnmíng qí yì bì bǔ qí shū shǐ yāo zhá zhī mín xián dēng rén
暮遇之，且将有阐明其意，裨补其疏，使夭札之民咸登仁
shòu zhě cǐ tiān xià hòu shì zhī xìng yì wú zǐ zhī xìng yě ruò fú shé yáng huáng
寿者。此天下后世之幸，亦吴子之幸也。若夫《折杨》《皇
fū yǐn rán ér xiào yáng chūn bái xuě hè jǐn shù rén zì gǔ rú
荂》⑪，听然而笑⑫，《阳春》《白雪》，和仅数人，自古如
sī zhī wǒ zuì wǒ yī rèn dāng shì qǐ bù shàn hū wú zǐ yǐ wéi rán suì xiāng
斯。知我罪我，一任当世，岂不善乎！吴子以为然，遂相
yǔ píng zhì ér shòu zhī zǐ
与评骘而授之梓⑬。

jiā qìng shí yǒu qī niánzhuàng yuè jì wàng tóng lǐ yú dì wāng tíng zhēn jǐn xù
嘉庆十有七年壮月既望⑭，同里愚弟汪廷珍谨序

【词语解释】

① 治洽：政治和谐。

② 当名辨物：按照事物的名称求取事物的内容。

③ 向方：遵循正确方向。

④ 秉：持。超悟：颖悟。哲：明智。

⑤ 厌：满足。

⑥ 抗志：高尚其志。希：仰慕。

⑦ 贸贸：昏愦不明的样子。

⑧ 摅：发表或表示。

⑨ 笥：竹箱。

⑩ 亟：急切。

⑪ 折杨、皇荂：古代通俗乐曲名。

⑫ 听然而笑：张开嘴，笑貌。

⑬ 评骘：评定。梓：雕书印刷的木板。

⑭ 嘉庆十有七年：公元 1812 年。壮月：农历八月。

【释义】 我朝政治和谐，学术昌明，著名的医家一批批地出现，都知道从《灵枢》《素问》探求医学的本源，向张仲景的著作求教。自从吴人叶天士先生的《温病论》《温病续论》出现，然后依照温病的名称探索其实质。热爱医学的人都知道趋向正道，但是墨守成规的医生仍旧各自认为老师的学说正确，厌恶听取高明的理论。那些技术不高明的医生又只稍微了解一些粗浅的内容，不能明白精辟的含义，并在医疗实践中加以运用，因而很少能取得满意的疗效。我的朋友吴鞠通先生怀有救世的抱负，具有超人的智慧，酷爱学习，从不满足，研究医理力求精深，立下高尚志向，仰慕古代名医，虚怀若谷，效法各家。他痛感社会上的医生对温病蒙昧不清，于是传述前代医家的医学理论，抒发平生的临证心得，穷尽温病的源流，写成这部书。但是仍旧不敢自信，同时顾虑社会上的人不相信这部书，因此在书箱里收藏了很长时间。我认为学者的心本来没有自信的时候，可是天下最多见的温病，却竟然没有应对的方法，幸运地得到了这个方法，就应当赶快拿出来公开，比如拯救被水淹、被火烧的人，难道还等整好帽子扎好头发吗？况且人们的心理没有不同，高明的医学理论不会与世隔绝，这部书一旦出现，像子云那样内行的人必定很快遇到，并且将有阐明其中的主旨、弥补其中的疏漏、使遭受瘟疫的人都能登上长寿境域的人出现。这是天下后代的幸运，也是吴先生的愿望啊。《折杨》《皇荂》这类通俗的歌曲，人们都能领会，张嘴而笑，《阳春》《白雪》这类高雅的歌曲，能跟着唱和的却只有几个人，古来如此。了解我或者责备我，完全听凭当代的社会舆论，难道不好吗？吴先生认为我的话正确，于是共同讨论评定后交付刊印。

嘉庆十七年八月十六日，同乡愚弟汪廷珍谨序

【课外练习】

1. 译句

① 吾友鞠通吴子，怀救世之心，秉超悟之哲，嗜学不厌，研理务精，抗志以希古人，虚心而师百氏。病斯世之贸贸也，述先贤之格言，摅生平之心得，穷源竟委，作为是书。

② 若夫《折杨》《皇荂》，听然而笑，《阳春》《白雪》，和仅数人，自古如斯。

2. 熟读原文。

mài jīng xù

《脉经》序

nánsòng fàn yè

南宋·范晔

mài lǐ jīng wēi qí tǐ nán biàn xián jǐn fú kōu zhǎn zhuǎn

【原文】 脉理精微，其体难辨[①]。弦紧浮芤[②]，展转

xiāng lèi zài xīn yì liǎo zhǐ xià nán míng wèi chén wéi fú zé fāng zhì yǒng

相类[③]。在心易了，指下难明[④]。谓沉为伏[⑤]，则方治永

guāi yǐ huǎn wéi chí zé wēi dài lì zhì kuàng yǒu shù hòu jù jiàn yì bìng tóng mài

乖；以缓为迟[⑥]，则危殆立至。况有数候俱见，异病同脉

zhě hū

者乎！

【词语解释】

① 体：形体。指脉象。

② 弦紧浮芤：指弦脉、紧脉、浮脉和芤脉四种脉象。

③ 展转相类：指互相类似，容易混淆。展转，又作“辗转”，反复不定之意。比喻某些脉象相互类似，不易辨别。

④ 指下：手指之下。指切脉。

⑤ 谓沉为伏：认为沉脉是伏脉。

⑥ 以缓为迟：把缓脉当作迟脉。

【释义】 脉学的道理精细微妙，脉象难以辨别。如弦脉和紧脉、浮脉和芤脉互相类似。心中容易明白，切脉时却难以辨别。将沉脉误认为是伏脉，处方施治就永远错误；把缓脉误认为迟脉，危险就立刻到来。何况还有几种脉象同时显现，不同病症却同一脉象的情况呢！

fú yī yào wéi yòng xìng mìng suǒ xì hé què zhì miào yóu huò jiā
【原文】 夫医药为用，性命所系。和鹊至妙①，犹或加
sī zhòng jǐng míng shěn yì hòu xíng zhèng yī háo yǒu nǐ zé kǎo jiào yǐ qiú yàn gù
思；仲景明审，亦候形证②，一毫有疑，则考校以求验。故
shāng hán yǒu chéng qì zhī jiè ǒu huì fā xià jiāo zhī wèn ér yí wén yuǎn zhǐ dài
伤寒有承气之戒③，呕哕发下焦之问。而遗文远旨④，代
guǎ néng yòng jiù jīng mì shù ào ér bù shòu suì lìng mò xué mèi yú yuán
寡能用⑤；旧经秘述⑥，奥而不售。遂令末学⑦，昧于源
běn hù zī piān jiàn gè chěng jǐ néng zhì wēi kē chéng gāo huāng zhī biàn zhì gù
本，互滋偏见，各逞己能⑧。致微疴成膏肓之变，滞固
jué zhèn qǐ zhī wàng liáng yǒu yǐ yě
绝振起之望，良有以也！

【词语解释】

① 和鹊至妙：医和、扁鹊医术最高超。和，医和。鹊，扁鹊。

② 亦候形证：也要诊察形体和证候。候，观察，诊察。

③ 故伤寒有承气之戒：所以治疗伤寒病有使用承气汤的各种禁忌。承气，指承气汤，包括大、小、调胃承气汤。

④ 遗文远旨：前人留下的文献含义深远。遗文，前人遗留下来的医学文献。旨，意旨，含义。

⑤ 代寡能用：历代很少有人能领会运用。寡，少。

⑥ 旧经秘述：古代经典中珍贵罕见的论述。旧经，指古代的医学经典。秘，指珍贵罕见的。

⑦ 遂令末学：于是使后世学医的人。末学，后学。

⑧ 逞：显示，显耀。

【释义】 医药的作用，是与生命相关的事情。医和、扁鹊的医术最高明，有时还要倍加思考才能确诊；张仲景辨证很高明，也要诊察患者的形体和证候，有一点点疑问，就考察核对以求得验证。使用承气汤治疗伤寒病有各种禁忌，遇到呕哕患者要问明下焦的情况。况且前人留下的文献含义深远，历代很少有医家能领会运用；古代经典中珍贵罕见的论述，因深奥难懂而不能得到广泛传播。于是使后世学医的人，对医学的本源不明白，产生不正确的见解，各自炫耀自己的技能，致使轻微的病症变为不治之症，顽固的病症断绝了治愈的希望，这确实是有原因的啊！

jǐn zhuàn jí qí bó yǐ lái dài yú huà tuó jīng lùn yào jué
【原文】 今撰集岐伯以来，逮于华佗①，经论要诀②，
hé wéi shí juàn bǎi bìng gēn yuán gè yǐ lèi lì xiāng cóng shēng sè zhèng hòu mí bù
合为十卷。百病根源，各以类例相从；声色证候③，靡不
gāi bèi qí wáng ruǎn fù dài wú gě lǚ zhāng suǒ chuán yì tóng
赅备。其王、阮、傅、戴、吴、葛、吕、张④，所传异同，
xián xī zǎi lù chéng néng liú xīn yán qióng jiū qí wēi zé zé kě yǐ bǐ zōng gǔ
咸悉载录。诚能留心研穷⑤，究其微赜⑥，则可以比踪古
xián dài wú yāo hèng yǐ
贤，代无夭横矣⑦。

【词语解释】

① 逮：及，到。

② 经论要诀：经典理论和重要方法。诀，窍门，方法。这里指辨脉的重要方法。

③ 声色证候：指病人的声音、颜色、证候、脉象。

④ 王：指王遂，西汉医家。阮、傅、戴、张：所指不详，待考。吴：疑指吴普，华佗弟子。葛：疑指葛玄，葛洪的从祖，三国时吴人，长于炼丹术。吕：疑指吕广，三国时人，著有《玉匮针经》并注《八十一难》。

⑤ 诚：如果。穷：尽头。引申为彻底。

⑥ 究其微赜：探讨其中精微深奥之处。究，研究，探讨。赜，深奥。

⑦ 夭：早死，未成年而死。横：枉死，不该死而死。

【释义】 我这本著作汇集了自岐伯以来直到华佗所在的东汉时代，有关脉学的经典理论和重要的辨脉方法，总共合成十卷。各种疾病的病因病理，分别按照门类依次排列；有关病人的声音、颜色、证候、脉象等问题，没有不具备的。其中王、阮、傅、戴、吴、葛、吕、张诸家所流传下来的不同经验，全都记载收录。如果能够认真地彻底研究，探讨其中的精微深奥之处，就可以赶得上古代名医，后世就没有早死枉死的情况了。

yǎngshēng lùn

养生论

sānguó wèi jī kāng

三国魏·嵇康

shì huò yǒu wèi shén xiān kě yǐ xué dé bù sǐ kě yǐ lì zhì zhě

【原文】 世或有谓神仙可以学得，不死可以力致者①；

huò yún shàng shòu bǎi èr shí gǔ jīn suǒ tóng guò cǐ yǐ wǎng mò fēi yāo wàng

或云上寿百二十②，古今所同，过此以往，莫非妖妄

zhě cǐ jiē liǎng shī qí qíng qǐng shì cū lùn zhī

者③。此皆两失其情④，请试粗论之⑤。

fú shén xiān suī bù mù jiàn rán jì jí suǒ zǎi qián shǐ suǒ zhuàn jiào ér lùn

夫神仙虽不目见⑥，然记籍所载，前史所传，较而论

zhī qí yǒu bì yǐ sì tè shòu yì qì bǐng zhī zì rán fēi jī xué suǒ néng zhì

之⑦，其有必矣。似特受异气，禀之自然⑧，非积学所能致

yě zhì yú dǎo yǎng dé lǐ yǐ jìn xìng mìng shàng huò qiān yú suì xià kě shù bǎi

也⑨。至于导养得理⑩，以尽性命，上获千余岁，下可数百

nián kě yǒu zhī ěr ér shì jiē bù jīng gù mò néng dé zhī

年，可有之耳。而世皆不精，故莫能得之。

【词语解释】

① 致：获得。

② 上寿：指最高的寿命。

③ 妖妄：虚假。

④ 此：上文的两种说法。

⑤ 粗：粗略。

⑥ 目：眼睛。

⑦ 较：通“皎”，明显，明白。

⑧ 自然：先天禀赋而来。

⑨ 积学：长期学习。

⑩ 导养：导气养生之术。得理：合理。

【释义】 世上有人认为：神仙能凭修炼学到，不死能凭努力实现；又有人说，人最长寿命是一百二十岁，这是古今共有的认识，超过这个岁数的说法，没有不是蛊惑人心且荒谬的。其实，这两种说法都违背实际情况，请允许我尝试着粗略地论述这个问题。

神仙，我们虽然没有亲眼看到，但典籍记载、旧史传闻，都清清楚楚地论述过，神仙的存在是一定的了。似乎是独自禀受了特异之气，是从自然中禀受的，并不是长期学习所能达到的。至于养生得法，从而享尽天年，上等可达千余岁，下等大约几百年，这种情况是会有的。然而世上一般人都不精通养生之术，所以没有人能达到这样的高寿。

【原文】 何以言之？夫服药求汗，或有弗获；而愧情一集①，涣然流离②。终朝未餐③，则嚣然思食④；而曾子衔哀⑤，七日不饥。夜分而坐⑥，则低迷思寝⑦；内怀殷忧⑧，则达旦不瞑。劲刷理鬓⑨，醇醴发颜⑩，仅乃得之；壮士之怒，赫然殊观⑪，植发冲冠⑫。由此言之，精神之于形骸，犹国之有君也。神躁于中⑬，而形丧于外，犹君昏于上，国乱于下也。

【词语解释】

① 集：聚集。

② 涣然流离：大汗淋漓。

③ 终朝：整个早晨。

④ 嚣：腹中空虚，想吃饭。

⑤ 曾子：孔子的学生。

⑥ 夜分：夜半。

⑦ 低迷：昏昏沉沉。

⑧ 殷忧：深忧。

⑨ 劲刷：梳子。

⑩ 醇醴：厚味酒；烈酒。

⑪ 赫然：盛怒的样子。殊观：面容大变。

⑫ 植：竖立。冠：帽子。

⑬ 躁：躁动。

【释义】 凭什么这样说呢？服药发汗，有时不能达到目的；但惭愧之情一旦涌上心头，就大汗淋漓。整个早晨未进食，就饥肠辘辘地想吃东西；但曾参心怀丧亲的悲痛，七天不进食也不感到饥饿。坐到半夜，就昏昏沉沉地想睡觉；如果内心怀着深深的忧愁，那么，即使通宵达旦也不会合眼。结实的梳子可以理顺鬓发，浓烈的酒浆可使颜面红润，也仅仅能达到这样的效果；但壮士如果大发雷霆，会因盛怒而面色大变，怒发冲冠。这些事例说明，精神对于形体，就像国家要有君主一样。精神在体内躁动不安，形体在外就会受到伤害，就像在上的国君昏庸无道，国内的人民就会在下作乱一样。

【原文】 夫为稼于汤之世①，偏有一溉之功者，虽终归于燋烂，必一溉者后枯。然则，一溉之益固不可诬也②。而世常谓一怒不足以侵性③，一哀不足以伤身，轻而肆之④，是犹不识一溉之益，而望嘉谷于旱苗者也⑤。是以君子知形恃神以立，神须形以存，悟生理之易失⑥，知一过之害生。故修性以保神，安心以全身，爱憎不栖于情⑦，忧喜不留于意，泊然无感⑧，而体气和平；又呼吸吐纳⑨，服食养身，使形神相亲，表里俱济也。

fú tián zhòng zhě yī mǔ shí hú wèi zhī liáng tián cǐ tiān xià zhī tōng chēng
夫田种者[10]，一亩十斛[11]，谓之良田，此天下之通称
yě bù zhī qū zhòng kě bǎi yú hú tián zhǒng yī yě zhì yú shù yǎng bù
也。不知区种可百余斛[12]。田、种一也[13]，至于树养不
tóng zé gōng xiào xiāng xuán wèi shāng wú shí bèi zhī jià nóng wú bǎi hú zhī wàng
同[14]，则功效相悬。谓商无十倍之价[15]，农无百斛之望，
cǐ shǒu cháng ér bù biàn zhě yě
此守常而不变者也。

【词语解释】

① 为稼：种庄稼。

② 诬：轻视。

③ 侵：伤害。

④ 轻而肆之：轻率地放纵情欲。

⑤ 嘉谷：好的谷物。

⑥ 生理：养生之理。

⑦ 栖：停留。

⑧ 泊然：恬静淡泊的样子。

⑨ 吐纳：从口中徐徐吐出浊气，由鼻中缓缓吸入清气。古代的养生方法。

⑩ 田种：散播漫种的耕作方式。

⑪ 斛：容量单位，古代以十斗为一斛。

⑫ 区种：按一定距离开沟挖穴，播入种子。

⑬ 种：种子。

⑭ 树养：种植管理的方法。

⑮ 价：盈利。

【释义】 在商汤大旱之年种植庄稼，独受过一次灌溉之利的禾苗，虽然最终还是枯死，但必定是受过一次灌溉的禾苗，枯死得晚一点。既然如此，那么一次灌溉的好处实在是不可轻视啊！然而世上的人常说发怒一次不足以伤害性命，悲哀一次不足以伤害身体，因此轻率地放纵自己的情欲，是还不知道一次灌溉的好处，却期望从枯萎的禾苗上结出好的稻谷一样。因此会养生的人知道形体依靠精神而立身，精神借助形体而存在，明白养生之理容易被忽视，知道一次情志过失也能损害生命。所以陶冶性情以保养精神，安定心志以保全身体，爱怜憎恶不停

留在情感之上，忧愁喜悦不留存于意念之中，恬静淡泊而无欲念，就能气血调和，身体健康。又行呼吸吐纳的锻炼，服食丹药来保养身体，使形体和精神紧密相依，表里之间相互和谐。

采用田种法，一亩地有十斛的收获，就称它是良田，这是社会上通常的说法。殊不知采用区种的方法，精耕细作，一亩地可收获一百多斛。土地、种子是一样的，由于种植管理方法的不同，那么收成之间就相差悬殊。如果认为商人不能赚取十倍的盈利，农民没有收获百斛的希望，这就是墨守成规而不知变化的看法。

qiě dòu lìng rén zhòng yú lìng rén míng hé huān juān fèn xuān
【原文】 且豆令人重[1]，榆令人瞑[2]，合欢蠲忿[3]，萱
cǎo wàng yōu yú zhì suǒ gòng zhī yě xūn xīn hài mù tún yú bù yǎng cháng shì
草忘忧[4]，愚智所共知也。薰辛害目[5]，豚鱼不养[6]，常世
suǒ shí yě shī chǔ tóu ér hēi shè shí bǎi ér xiāng jǐng chǔ xiǎn ér yǐng chǐ
所识也。虱处头而黑[7]，麝食柏而香[8]，颈处险而瘿[9]，齿
jū jìn ér huáng tuī cǐ ér yán fán suǒ shí zhī qì zhēng xìng rǎn shēn mò bù xiāng
居晋而黄[10]。推此而言，凡所食之气，蒸性染身[11]，莫不相
yìng qǐ wéi zhēng zhī shǐ zhòng ér wú shǐ qīng hài zhī shǐ àn ér wú shǐ míng xūn zhī shǐ
应。岂惟蒸之使重而无使轻，害之使暗而无使明，薰之使
huáng ér wú shǐ jiān fēn zhī shǐ xiāng ér wú shǐ yán zāi
黄而无使坚，芬之使香而无使延哉[12]？

gù shén nóng yuē shàng yào yǎng mìng zhōng yào yǎng xìng zhě chéng zhī xìng mìng zhī
故神农曰“上药养命，中药养性”者，诚知性命之
lǐ yīn fǔ yǎng yǐ tōng yě ér shì rén bù chá wéi wǔ gǔ shì jiàn shēng sè shì dān
理，因辅养以通也。而世人不察，惟五谷是见，声色是耽，
mù huò xuán huáng ěr wù yín wā zī wèi jiān qí fǔ zàng lǐ láo yù qí cháng
目惑玄黄[13]，耳务淫哇[14]。滋味煎其腑脏，醴醪鬻其肠
wèi xiāng fāng fǔ qí gǔ suǐ xǐ nù bèi qí zhèng qì sī lǜ xiāo qí jīng shén āi
胃[15]，香芳腐其骨髓，喜怒悖其正气，思虑销其精神，哀
lè yāng qí píng cuì fú yǐ zuì ěr zhī qū gōng zhī zhě fēi yī tú yì jié zhī
乐殃其平粹[16]。夫以蕞尔之躯[17]，攻之者非一途，易竭之
shēn ér wài nèi shòu dí shēn fēi mù shí qí néng jiǔ hū
身，而外内受敌，身非木石，其能久乎？

【词语解释】

① 豆令人重：久服黑大豆，令人身重。

② 榆：白榆。瞑：睡觉。

③ 蠲：消除。忿：愤怒。

④ 萱草：金针花全草。古人认为其可以使人忘忧。

⑤ 薰辛：大蒜。

⑥ 豚鱼：即河豚鱼。不养：不能养人。

⑦ 虱处头而黑：白虱长在头上则渐黑。

⑧ 麝食柏而香：雄麝常食柏叶则生成麝香。

⑨ 颈处险而瘿：生活在山区的人，颈部易生瘿。

⑩ 齿居晋而黄：生活在晋地（今山西一带）的人，牙齿易变黄。

⑪ 蒸性染身：熏陶情志，影响身体。

⑫ 延：鱼肉类的腥膻气味。

⑬ 玄黄：自然界的事物。

⑭ 淫哇：淫邪之声。

⑮ 醴醪：酒。鬻：伤害。

⑯ 殃：损害。平粹：宁静纯粹的情绪。

⑰ 蕞尔：小的样子。

【释义】 常吃黑大豆会让人身体沉重，过量食用榆皮和榆叶会让人贪睡，合欢花可使人消除忿怒，萱草能让人忘记忧愁，这是蠢人和聪明人都知道的事情；大蒜多食会伤害眼睛，河豚鱼有毒不能食用，这也是一般人都知道的常识。身上的虱子到了头上就会逐渐变黑，雄麝常食柏叶就能生成麝香；生活在山区的人颈部容易生瘿瘤，居住在秦晋一带的人牙齿容易变黄。由此推广来看，凡是吃的东西，都会熏陶性情、影响身体，没有不相对应的。难道吃了黑大豆而影响身体使之沉重就没有什么东西使之轻健、大蒜伤害眼睛使之昏暗就没有什么东西使之明亮、水土熏染牙齿使之变黄松脆就没有什么东西使之洁白坚固、柏叶的香气袭人雄麝使之生成麝香就没有什么东西使之生成臭物吗？

因此神农氏所说："上品药延年益寿，中品药调理情志"，实在是深知养性保命的道理，要依靠药物的辅助养护来达到养生的目的啊！可是世人不清楚这一道理，只贪图五谷，沉溺声色，眼睛被天地间五彩缤纷的事物迷惑，耳朵致力于欣赏淫邪的音乐。美滋厚味煎熬人的脏腑，美酒琼浆烧灼人的肠胃，芬芳之品腐蚀人的骨髓，狂喜暴怒悖乱人的正气，过度思虑损耗人的精神，哀乐不节伤害人宁静纯粹的情绪。身体如此渺小，摧残它的东西不只来自一个方面；容易衰竭的身体，却要内外受敌，身体不是树木石头，如此怎么能够长久呢？

【原文】 其自用甚者①，饮食不节，以生百病；好色不倦，以致乏绝；风寒所灾，百毒所伤，中道夭于众难②。世皆知笑悼③，谓之不善持生也！至于措身失理④，亡之于微，积微成损，积损成衰，从衰得白，从白得老，从老得终，闷若无端⑤。中智以下，谓之自然。纵少觉悟，咸叹恨于所遇之初，而不知慎众险于未兆。是由桓侯抱将死之疾⑥，而怒扁鹊之先见，以觉痛之日，为受病之始也。害成于微，而救之于著，故有无功之治；驰骋常人之域，故有一切之寿⑦。仰观俯察，莫不皆然。以多自证，以同自慰，谓天地之理，尽此而已矣。纵闻养生之事，则断以所见，谓之不然；其次狐疑，虽少庶几⑧，莫知所由；其次自力服药，半年一年，劳而未验，志以厌衰，中路复废。或益之以畎浍⑨，而泄之以尾闾⑩，欲坐望显报者；或抑情忍欲，割弃荣愿，而嗜好常在耳目之前，所希在数十年之后，又恐两失，内怀犹豫，心战于内，物诱于外，交赊相倾⑪，如此复败者。

夫至物微妙，可以理知，难以目识。譬犹豫章生七年，然后可觉耳⑫，今以躁竞之心，涉希静之途⑬，意速而事迟，望近而应远，故莫能相终。

fú yōu yōu zhě jì yǐ wèi xiào bù qiú ér qiú zhě yǐ bù zhuānsàng yè piān shì zhě
夫悠悠者既以未效不求[14]，而求者以不专丧业，偏恃者
yǐ bù jiān wú gōng zhuī shù zhě yǐ xiǎo dào zì nì fán ruò cǐ lèi gù yù zhī zhě wàn wú
以不兼无功，追术者以小道自溺。凡若此类，故欲之者万无
yī néngchéng yě
一能成也！

【词语解释】

① 自用：自以为是。

② 中道：生命中途。众难：摧残身体的各种事物。

③ 笑悼：讥笑哀叹。

④ 措身：置身。

⑤ 闷若无端：迷迷糊糊地不知道衰亡的原因。

⑥ 由：通“犹”，好比。

⑦ 一切：一时，短期。

⑧ 虽少庶几：虽然稍微接近养生。

⑨ 畎浍：田间的小水沟。此处比喻稀少。

⑩ 尾闾：海水所归的地方。此处喻消耗多。

⑪ 交：近，此指物质嗜好近。赊：远，此指养生效验远。相倾：相排斥。

⑫ 豫章生七年，然后可觉：豫、樟二种树，长到七年后才能被分辨清楚。

⑬ 希静：指清心寡欲的修养。

⑭ 悠悠：疑虑不定。

【释义】 那些过分自以为是的人，饮食不加节制，因而产生百病；好色不知疲倦，因而导致精血亏竭。被风寒等邪气侵袭，被各种毒物伤害，往往半途夭折于各种灾难。世人都知道哀悼他短命，又讥笑他，说他太不会养生。保养身体不合理，在细微的地方疏忽，积累细微的疏忽造成损害，积累损害造成正气衰惫，从正气衰惫到头发变白，从头发变白到衰老，从衰老到死亡，却糊里糊涂地不知道其中的原因。认知在中等水平以下的人，认为这是自然规律。纵使稍有醒悟，也只是在患病开始之后叹息悔恨，却不懂得在疾病还没有显示征兆时就小心防范各种危害。这就犹如齐桓侯染上了将死的疾病，却为扁鹊的先见之明而生气一样，把感到了病痛的时候才当作患病的开始。病害是在没有显示征兆的时候就已经形成了，却要在病情显著之后救治它，所以会有白费力气的治疗。奔波于常

人的世界，只能有短暂的寿命。仰观宇宙天地，俯视万事万物，没有不是这个样子的。用多数人的情况来证实自己的看法，用跟常人同样的寿命来安慰自己，说什么天地之间的道理都是这样罢了。纵使听到了养生的方法，也用自己的见识评判它，认为它不好；再者则是疑虑重重，即使稍有仰慕之心，却不知道从何入手；又再者是自己努力服用丹药，半年一年之后，劳苦一番却不见有效，心劲因此倦怠而衰退下来，中途又放弃了。有的人补益自己就像用田间小沟的细流去浇地一样，又小又慢，可是耗散起来却像海水流归之处的大水奔泻一样，又多又快，还想坐待明显的好报；有的人压抑性情，强忍欲望，违心割弃了荣华富贵的念头，可是世俗的嗜好却常常萦绕在耳目之前，而期待的养生功效要在数十年之后才能显现出来，既担心失掉眼前的利益，又害怕失去长远的好处，心中犹豫不决。思想在内不断交争，物欲在外不断诱惑，近前的物欲享受与远期的养生功效相互排斥，这样也是要失败的。

养生的道理隐微奥妙，可以从事理上推知，难以用眼睛识别，譬如枕木与樟木，生长七年之后才能被分辨清楚。如果以急躁不安的竞争之心，跨入清心寡欲的修养之路，意图速成但收效缓慢，希望迫切但效应久远，所以没有谁能坚持到底。

对养生疑虑不定的人既然认为养生没有效果，于是就不去追求；然而追求养生的人由于不专心也会丧失成效，片面依靠一种方法的人由于不全面也最终没有建树，只追求养生方术的人由于思路狭窄也会自毁大业。因为都是像上面这些情况，所以想要享尽天年的人一万个里也没有一个能成功的。

【原文】 善养生者则不然也，清虚静泰①，少私寡欲。知名位之伤德，故忽而不营，非欲而强禁也；识厚味之害性，故弃而弗顾，非贪而后抑也。外物以累心不存②，神气以醇泊独著③。旷然无忧患④，寂然无思虑⑤。又守之以一⑥，养之以和，和理日济，同乎大顺⑦。然后蒸以灵芝，

rùn yǐ lǐ quán xī yǐ zhāoyáng suí yǐ wǔ xián wú wéi zì dé tǐ miào xīn
润以醴泉[8]，晞以朝阳[9]，绥以五弦[10]，无为自得，体妙心
xuán wànghuān ér hòu lè zú yí shēng ér hòu shēn cún ruò cǐ yǐ wǎng shù kě yǔ
玄，忘欢而后乐足，遗生而后身存[11]。若此以往，庶可与
xiàn mén bǐ shòu wángqiáozhēngnián hé wéi qí wú yǒu zāi
羡门比寿[12]，王乔争年[13]，何为其无有哉！

【词语解释】

① 清虚静泰：心地清净，行动安和。

② 累心：劳心。

③ 醇泊：淳朴恬静。

④ 旷然：开朗的样子。

⑤ 寂然：心神安静的样子。

⑥ 一：纯一。

⑦ 大顺：指安定境界。

⑧ 醴泉：甘美的泉水。

⑨ 晞：晒。

⑩ 绥：车上的绳索，登车时拉手所用。引申为安抚。五弦：泛指音乐。

⑪ 遗生：摆脱生命的牵挂。

⑫ 羡门：即羡门子高，神话人物。

⑬ 王乔：即王子乔，神话人物。

【释义】 善于养生的人就不是这样了，他们心境淡泊，行动安和，去除私念，绝少贪欲。懂得名利地位妨害品行，所以漠然视之，不去谋求，并不是思想上贪求而在行动上强行克制；认识到肥甘厚味害人性命，所以抛弃它毫不顾惜，并不是内心贪恋而在行动上勉强压抑。知道名利地位等身外之物使心性受害所以不留在心中，精神因于淳朴淡泊就能特别饱满。胸襟坦荡而没有忧患，心性宁静而没有思虑。又用纯一之功约束自己，用和谐之气调养自己，二者日日相辅相成，就会在安定的境界统一起来。然后再用灵芝熏蒸身体，用甘泉滋润脏腑，用朝阳沐浴皮肤，用音乐安定神志，清静无为，怡然自得，身体轻健，心胸开阔，忘掉物质享受带来的所谓欢乐就会得到真正的愉快满足，摆脱生命的牵挂反而使身体获得长寿。像这样坚持下去，差不多可以和羡门比长寿，和王子乔比年龄了！怎

么能说养生没有成效呢！

【课外练习】

1. 词语解释

妖妄、较（而论之）、涣然流离、嚣（然）、赫然、侵（性）、（颈处）险（而）瘿、（夫）悠悠、累（心不存）、晞（以朝阳）、遗生。

2. 译句

① 而世人不察，惟五谷是见，声色是耽，目惑玄黄，耳务淫哇。

② 若此以往，庶可与羡门比寿，王乔争年，何为其无有哉！

3. 背诵原文最后一段。

pí wèi lùn pí wèi shèngshuāi lùn jié xuǎn

《脾胃论·脾胃盛衰论》节选

jīn lǐ gǎo
金·李杲

wèi zhōngyuán qì shèng zé néng shí ér bù shāng guò shí ér bù jī pí
【原文】 胃中元气盛，则能食而不伤，过时而不饥。脾
wèi jù wàng zé néng shí ér féi pí wèi jù xū zé bù néng shí ér shòu huò shǎo shí
胃俱旺，则能食而肥；脾胃俱虚，则不能食而瘦。或少食
ér féi suī féi ér sì zhī bù jǔ gài pí shí ér xié qì shèng yě yòu yǒu shàn shí ér
而肥，虽肥而四肢不举，盖脾实而邪气盛也。又有善食而
shòu zhě wèi fú huǒ xié yú qì fēn zé néng shí pí xū zé jī ròu xiāo jí shí yì
瘦者，胃伏火邪于气分，则能食，脾虚则肌肉削，即食㑊
yě shū hé yún duō shí yì jī xū cǐ zhī wèi yě
也①。叔和云：多食亦肌虚，此之谓也。

fú yǐn shí bù jié zé wèi bìng wèi bìng zé qì duǎn jīng shén shǎo ér shēng dà rè yǒu
夫饮食不节则胃病，胃病则气短精神少而生大热，有
shí ér xiǎn huǒ shàng xíng dú liáo qí miàn huáng dì zhēn jīng yún miàn rè zhě
时而显火上行，独燎其面②，《黄帝针经》云③：“面热者，
zú yáng míng bìng wèi jì bìng zé pí wú suǒ bǐng shòu pí wéi sǐ yīn bù zhǔ shí
足阳明病。”胃既病，则脾无所禀受。脾为死阴④，不主时
yě gù yì cóng ér bìng yān xíng tǐ láo yì zé pí bìng pí bìng zé dài duò shì wò
也，故亦从而病焉。形体劳役则脾病⑤，脾病则怠惰嗜卧，
sì zhī bù shōu dà biàn xiè xiè pí jì bìng zé qí wèi bù néng dú xíng jīn yè gù
四肢不收，大便泄泻；脾既病，则其胃不能独行津液，故
yì cóng ér bìng yān
亦从而病焉。

dà dǐ pí wèi xū ruò yáng qì bù néng shēng zhǎng shì chūn xià zhī lìng bù xíng wǔ
大抵脾胃虚弱，阳气不能生长，是春夏之令不行，五
zàng zhī qì bù shēng pí bìng zé xià liú chéng shèn tǔ kè shuǐ zé gǔ fá wú lì shì wéi
脏之气不生。脾病则下流乘肾，土克水则骨乏无力，是为
gǔ shí lìng rén gǔ suǐ kōng xū zú bù néng lǚ de shì yīn qì chóng dié cǐ yīn
骨蚀，令人骨髓空虚，足不能履地，是阴气重叠⑥，此阴

shèng yáng xū zhī zhèng　dà fǎ yún　hàn zhī zé yù　xià zhī zé sǐ　ruò yòng xīn gān zhī
盛阳虚之证。大法云，汗之则愈，下之则死。若用辛甘之
yào zī wèi　dāng shēng dāng fú　shǐ shēng zhǎng zhī qì wàng　yán qí hàn zhě　fēi zhèng fā
药滋胃，当升当浮，使生长之气旺。言其汗者，非正发
hàn yě　wéi zhù yáng yě
汗也，为助阳也。

【词语解释】

① 食㑊：病名。症见善食而瘦。

② 燎：烧。

③《黄帝针经》：指《灵枢经》。

④ 脾为死阴：意为脾不主春夏秋冬四时。

⑤ 劳役：疲劳过度。

⑥ 阴气重叠：脾属太阴，脾病及肾，肾属少阴，故曰阴气重叠。

【释义】 胃中元气旺盛的人，消化功能好，即使多食脾胃也不会损伤，过了吃饭时间也不觉得饥饿。脾胃功能很旺盛的人，进食多，身体健壮，肌肉发达结实。脾胃功能虚弱的人，吃饭很少而且身体瘦弱；或者吃饭很少反而身体肥胖，虽然肥胖但四肢却没有力量，这是脾气壅实，痰湿内盛所致。还有的人食量大但身体反而瘦弱，这是胃火内炽、消谷善饥的缘故，火邪内伏，水谷精微不能化生气血，肌肉失于濡养则身体瘦削，这是善食却消瘦的病。王叔和说："虽能多食，水谷精微被胃火耗竭，不能营养肌肉，故虚弱。这都是一样的道理。"

饮食没有节制的人，就会发生胃病，胃病而气不足，则气短、神疲乏力，火聚胃腹则身热、面赤而热，像被炉火烤一样。《灵枢经》中说："面部发热，是足阳明胃经的病。"胃既病，饮食减退，脾就不能从中吸收水谷，生化之源不足，脾气下陷因而也生病，脾不能主春夏秋冬四时而成为"死阴"。身体疲劳过度则脾病，脾主运化，主肌肉四肢，脾病则倦怠嗜睡、四肢乏力、大便泄泻；脾病，则不能为胃吸收运输津液，因而胃也同时受病。

大抵脾胃虚弱的人，是阳气不能生长，就像自然界春夏之阳不足以滋养万物一样，五脏得不到精微物质营养，就不能发挥正常功能活动。脾病阳气亏虚，损及肾阳，因"肾主骨生髓"，脾寒下行克伐肾水，肾虚骨髓空虚，就会出现骨骼疲乏无力、两足不能立地的情况，这称为"骨蚀"。脾为至阴，肾为少阴，脾病及肾，阴气重叠，这是阴盛阳虚之证。治疗大法中说：应用辛甘温阳之法以发汗则

愈，用苦寒攻下之品以损阳则死。如果使用辛甘的药如人参、黄芪、桂枝等来滋养胃气，助长升浮之气，升发脾阳，使脾胃生长之气旺盛，才能消散下行于肾的阴寒。这里说的发汗不是辛温发汗，而是辛甘助阳。

【课外练习】

理解原文。

《脾胃论·饮食伤脾论》节选

金·李杲

【原文】《四十九难》曰：饮食劳倦则伤脾。又云：饮食自倍，肠胃乃伤①。肠澼为痔②。夫脾者，行胃津液，磨胃中之谷，主五味也。胃既伤，则饮食不化，口不知味，四肢倦困，心腹痞满③，兀兀欲吐而恶食④，或为飧泄⑤，或为肠澼，此胃伤脾亦伤明矣。大抵伤饮伤食，其治不同。伤饮者，无形之气也。宜发汗，利小便，以导其湿。伤食者，有形之物也。轻则消化，或损其谷⑥，此最为妙也，重则方可吐下。今立数方，区分类析，以列于后。

【词语解释】

① 饮食自倍，肠胃乃伤：暴饮暴食，肠胃功能就会受到损伤。

② 肠澼为痔：发生泻痢，时间长了会导致直肠瘀滞下脱形成痔疮。

③ 心腹：胃脘部。

④ 兀兀：昏昏沉沉的样子。

⑤ 飧泄：指完谷不化的泄泻。

⑥ 损其谷：减少饮食。

【释义】《难经·四十九难》说："饮食劳倦则伤脾。"《素问·痹论》中又说：

“饮食自倍，肠胃乃伤。”即暴饮暴食，超过限量，肠胃功能就会受到损伤。《素问·生气通天论》又说：“肠澼为痔。”即发生泻痢，时间长了会导致直肠瘀滞下脱形成痔疮。脾的功能是为胃运行津液和转输营养物质，并且帮助消磨胃中的水谷，主运化酸、苦、甘、辛、咸五味。脾胃受到损伤，功能减弱，就会出现饮食不能消化，口中没有味觉，四肢困倦无力，脘腹痞满不舒，头脑昏昏沉沉，只欲呕吐不愿进食的症状。由于水谷不能运化，有时会出现泄泻，泻出未消化的食物残渣，有时出现下痢不畅，这是胃伤脾亦伤的明证。一般来说，伤饮和伤食的治法不同。伤饮，属于无形之气，应当采用发汗、利小便的办法分销其湿。伤食，属于有形之物，轻症治以助消化的药物，或少进食物即可，这种办法最好，重症方可采用涌吐泻下的方法。现在我制定了数个方剂，应辨证应用，分别列在后面。

【课外练习】

1. 词语解释

饮食自倍，肠胃乃伤。飧泄。

2. 理解原文。

《丹溪心法·不治已病治未病》

元·朱丹溪

【原文】 与其救疗于有疾之后，不若摄养于无疾之先[①]；盖疾成而后药者[②]，徒劳而已。是故已病而不治，所以为医家之法；未病而先治，所以明摄生之理[③]。夫如是，则思患而预防之者，何患之有哉？此圣人不治已病治未病之意也。尝谓备土以防水也，苟不以闭塞其涓涓之流[④]，则滔天之势不能遏[⑤]；备水以防火也，若不以扑灭其荧荧之光[⑥]，则燎原之焰不能止。其水火既盛，尚不能止遏，况病之已成，岂能治欤？

【词语解释】

① 摄养：保养。

② 药：治疗。

③ 摄生：养生。

④ 涓涓：细水缓流的样子。

⑤ 遏：阻止。

⑥ 荧荧：微光闪烁的样子。

【释义】 与其生病后治疗，不如未病前调养；疾病形成后治疗，只是徒劳而已。病已成而不可治，是医生之法；未病先防，才是明白养生之理。像这样知道未病先防的人，何患之有呢？这就是圣人不治已病治未病的意思。曾有说法准备土石以预防洪水，若不能阻断涓涓细流，则滔天之势不能遏止；准备水以预防火灾，若不能扑灭荧荧小火，则燎原的火焰不能预防。水火盛大尚不能阻挡，何况疾病已形成，怎么能够治疗呢？

【原文】 故宜夜卧早起于发陈之春①，早起夜卧于蕃秀之夏②，以之缓形无怒而遂其志，以之食凉食寒而养其阳，圣人春夏治未病者如此。与鸡俱兴于容平之秋③，必待日光于闭藏之冬④，以之敛神匿志而私其意⑤，以之食温食热而养其阴，圣人秋冬治未病者如此。或曰：见肝之病，先实其脾脏之虚，则木邪不能传；见右颊之赤⑥，先泻其肺经之热，则金邪不能盛，此乃治未病之法。今以顺四时，调养神志，而为治未病者，是何意邪？盖保身长全者，所以为圣人之道；治病十全者，所以为上工之术。不治已病治未病之说，著于《四气调神大论》，厥有旨哉⑦！昔黄帝与天师难疑答问之书⑧，未尝不以摄养为先，始论乎《天真》，次论乎《调神》。既以法于阴阳，而继之以调于四气；既曰食饮有节，而又继之以起居有常。

【词语解释】

① 夜卧：晚睡。发陈：万物复苏、植物萌生的景象。

② 蕃秀：繁茂秀美。

③ 容平：万物成熟、形态平定的景象。

④ 闭藏：阳气内伏、万物潜藏的景象。

⑤ 敛神匿志：收敛神气，不使发散；蓄藏意志，不使外泄。

⑥ 右颊之赤：右边脸颊发红。

⑦ 厥：其。

⑧ 天师：黄帝的老师。

【释义】 所以，在万物复苏的春天应当晚睡早起；在枝繁叶茂的夏天早起晚睡。形体舒缓，志意顺畅，不忧不怒，适当吃点寒凉的食品以制约亢盛之阳，这就是圣人春夏治未病的方法。在万物成熟的秋天应早睡，鸡鸣即起；在万物闭藏的冬天应早睡，日出方起。收敛神气，隐藏意志，爱惜精神，适当吃些温热的食品而抵挡寒气，这就是圣人秋冬治未病的方法。有人说，见肝之病，因木能克土，先健脾补虚，则肝病不能传脾；见右颊赤红，先泄肺经之热，则肺热不能亢盛，这是治未病、既病防变的办法。现在以顺应四时、调养精神作为治未病的方法，是什么意思呢？保养身体，长期健康，是圣人的养生之道；治病周全，彻底治愈，是上等医生的医术，不治已病治未病的言论写在《四气调神大论》中，这是很有意义的。往日黄帝与岐伯问答的书即《黄帝内经》，未尝不以养生为先，开始是《上古天真论》，接着是《四气调神大论》。既要效法天地阴阳，也要顺应四时气候变化；既要饮食有节制，也要起居有规律。

zhūnzhūn rán yǐ yǎng shēng wéi jí wù zhě yì yù zhì wèi rán zhī bìng
【原文】 谆谆然以养生为急务者①，意欲治未然之病，
wú shǐ zhì yú yǐ bìng nán tú yě jué hòu qín huǎn dá hū cǐ jiàn jìn hóu bìng zài
无使至于已病难图也。厥后秦缓达乎此②，见晋侯病在
gào huāng yǔ zhī yuē bù kě wéi yě biǎn què míng hū cǐ shì qí hóu bìng zhì
膏肓③，语之曰："不可为也。"扁鹊明乎此，视齐侯病至
gǔ suǐ duàn zhī yuē bù kě jiù yě yī xī qí jìn zhī hóu bù zhī zhì wèi bìng
骨髓，断之曰："不可救也。"噫！惜齐晋之侯不知治未病
zhī lǐ
之理。

【词语解释】

① 谆谆：忠谨诚恳。

② 秦缓：春秋时秦国良医。

③ 膏肓：人体部位的名称，膏指心下部分，肓指心脏和横膈膜之间。

【释义】 谆谆教导我们要以养生为急务，要想到未病先防，不使病深入而难治。此后良医秦缓知道这个道理，见晋侯病入膏肓，对他说“不可治了”；扁鹊明白这个道理，看齐侯病到了骨髓，判断说“没有救了”。唉！可惜齐侯、晋侯不懂得未病先防的道理呀。

【课外练习】

1. 译句

① 故宜夜卧早起于发陈之春，早起夜卧于蕃秀之夏，以之缓形无怒而遂其志，以之食凉食寒而养其阳，圣人春夏治未病者如此。

② 与鸡俱兴于容平之秋，必待日光于闭藏之冬，以之敛神匿志而私其意，以之食温食热而养其阴，圣人秋冬治未病者如此。

2. 熟读原文。

yī mén fǎ lǜ qiū zào lùn jié xuǎn

《医门法律·秋燥论》节选

qīng yù jiā yán

清·喻嘉言

yù chāng yuē zào zhī yǔ shī yǒu xiāo rǎng zhī shū zào zhě

【原文】 喻昌曰：燥之与湿，有霄壤之殊①。燥者，

tiān zhī qì yě shī zhě dì zhī qì yě shuǐ liú shī huǒ jiù zào gè cóng qí

天之气也；湿者，地之气也。水流湿，火就燥②，各从其

lèi cǐ shèng bǐ fù liǎng bù xiāng móu chūn yuè dì qì dòng ér shī shèng sī cǎo

类③，此胜彼负，两不相谋④。春月地气动而湿胜，斯草

mù chàng mào qiū yuè tiān qì sù ér zào shèng sī cǎo mù huáng luò gù chūn fēn yǐ hòu

木畅茂；秋月天气肃而燥胜⑤，斯草木黄落。故春分以后

zhī shī qiū fēn yǐ hòu zhī zào gè sī qí zhèng jīn zhǐ qiū yuè zhī zào wéi shī

之湿，秋分以后之燥，各司其政⑥。今指秋月之燥为湿⑦，

shì bì zhǐ xià yuè zhī rè wéi hán rán hòu kě nài hé nèi jīng bìng jī yī shí jiǔ tiáo dú

是必指夏月之热为寒然后可。奈何《内经》病机一十九条独

yí zào qì tā fán qiū shāng yú zào jiē wèi qiū shāng yú shī lì dài zhū xián suí

遗燥气？他凡秋伤于燥⑧，皆谓秋伤于湿。历代诸贤，随

wén zuò jiě fú chá qí é chāng tè zhèng zhī

文作解，弗察其讹⑨。昌特正之。

【词语解释】

① 霄壤：指天上地下。殊：不同。

② 就：趋向。

③ 从：顺。

④ 谋：合。

⑤ 肃：肃杀，劲急。

⑥ 司：主管。政：政令。此指时令。

⑦ 今：如果。

⑧ 他：别的。

⑨ 讹：错误。

【释义】 喻昌说：燥气与湿气有着天上地下的差别。燥气是属于天的气，湿气是属于地的气。水流向湿处，火靠近燥处，各自顺应它的同类，这边胜那边就败，两者不会相合。春季三个月地气发动，湿气盛，因此草木畅达茂盛。秋季三个月天气肃杀，燥气盛，因此草木发黄落叶。所以春分以后的湿气、秋分以后的燥气，各自主管其时令。现在把秋天的燥气说成是湿气，这必然是把夏天的热说成是寒然后才可以成立。奈何《内经》中的病机一十九条独遗了燥气？其他凡是秋天被燥气伤害的，都说成是秋天被湿气所伤害。历代的众位贤人，也都随着经文作解释，没有觉察它的讹误。我（喻昌）特地纠正它。

【原文】 大意谓春伤于风，夏伤于暑，长夏伤于湿，秋伤于燥，冬伤于寒，觉六气配四时之旨，与五运不相背戾①，而千古之大疑始一抉也②。然则，秋燥可无论乎？夫秋不遽燥也。大热之后，继以凉生，凉生而热解，渐至大凉，而燥令乃行焉。经谓：阳明所至，始为燥，终为凉者，亦误文也。岂有新秋月华露湛③，星润渊澄④，天香遍野⑤，万宝垂实⑥，归之燥政。迨至山空月小，水落石出，天降繁霜，地凝白卤⑦，一往坚急劲切之化⑧，反谓凉生，不谓燥乎？或者疑燥从火化，故先燥而后凉，此非理也。

【词语解释】

① 背戾：违背。

② 抉：揭示。

③ 月华露湛：月明露浓。

④ 星润渊澄：星光润泽，深渊清澈。

⑤ 天香：花草之香气。

⑥ 万宝垂实：各种草木果实累累。

⑦ 白卤：盐碱地上凝结的白色卤碱。

⑧ 一往：一概。

【释义】 大体上应当是春季被风邪伤害，夏季被暑邪伤害，长夏被湿邪伤害，秋季被燥邪伤害，冬季被寒邪伤害，这样才觉得六气和五行相配的旨意，与五运六气的理论不相违背，因而千年以来的大疑惑方才得到揭示。既然如此，那么秋季的燥气能不讨论吗？秋季不是迅速地变燥的，大热之后，接着是凉气产生，凉气产生以后大热解除，逐渐到了大凉，这时的燥气时令通行开来。《内经》说的“阳明燥金之气来到的时候，开始是燥气，最终是凉气”，大概是文字错误。哪有刚入秋季，月亮光华，露水浓重，星光润泽，渊水澄清，花香遍野，各种草木果实累累，把它归属于燥气当令呢？等到山高空远，圆月变小，山洪退落，底石露出，天降浓霜，大地凝结白碱，一切都是急剧迅猛变化的暮秋景象，反而说成是从凉气产生，而不认为是燥气行令呢？有的人怀疑燥气是从夏季火气产生的，所以先是燥气而后是凉气，这是不合理的。

【原文】 深乎！深乎！上古《脉要》曰①：“春不沉，夏不弦，秋不数，冬不涩，是谓四塞。”谓脉之从四时者，不循序渐进，则四塞而不通也②。所以春、夏、秋、冬孟月之脉③，仍循冬、春、夏、秋季月之常④，不改其度。俟二分二至以后⑤，始转而从本令之王气⑥，乃为平人顺脉也。故天道春不分不温g，夏不至不热，自然之运，悠久无疆。使在人之脉，方春即以弦应，方夏即以数应，躁促所

jiā bù sān shí ér suì dù zhōng yǐ qí néngcháng shì hū
加⑧，不三时而岁度终矣⑨，其能长世乎？

【词语解释】

① 脉要：古书名。已佚。

② 四塞：四时之气闭塞不通。

③ 孟月：农历每季第一个月。

④ 季月：农历每季最后一个月。

⑤ 二分：春分、秋分。二至：夏至、冬至。

⑥ 王气：主气。

⑦ 天道：自然规律。

⑧ 躁促：急躁仓促。

⑨ 三时：三季。岁度：年度。

【释义】 精微啊！精微啊！上古医书《脉要》中说“春季的脉象没有沉脉之象，夏季的脉象没有弦脉之象，秋季的脉象没有数脉之象，冬季的脉象没有涩脉之象，这叫做四时之气闭塞不通。”说的是脉象当顺从四时的变化，如果不循着次序逐渐前进，就会出现四时之气闭塞不通的情况。因此春、夏、秋、冬每季中第一个月的脉象，仍然遵循着冬、春、夏、秋每季中最后一个月的脉象常规，不改变它们的通常法度。等到春分、秋分、夏至、冬至以后，才转过来依从本季时令的主气，这才是正常人的平顺脉象。所以天气的规律是春季不到春分便不温暖，夏季不到夏至便不炎热，大自然的运转悠远没有尽头。假使人的脉象，刚入春季便有弦脉相应，刚入夏季便有数脉相应，这么急躁仓促的超越时令，不用三个季节便过完了一年，难道能长久吗？

jí shì tuī zhī qiū yuè zhī suǒ yǐ jì shuò mài zhě yǐ qí xīn qiū wéi
【原文】 即是推之，秋月之所以忌数脉者，以其新秋为

zào suǒ shèng gù jì zhī yě ruò bù bìng zhī rén xīn qiū ér mài dài wēi shuò nǎi tiān
燥所胜，故忌之也。若不病之人，新秋而脉带微数，乃天

zhēn zhī mài hé fǎn jì zhī yé qiě fú shǐ wéi zào zhōng wéi liáng liáng yǐ jí dāng
真之脉①，何反忌之耶？且夫始为燥，终为凉，凉已即当

hán yǐ hé zhì shí yuè ér fǎn wēn yé liáng yǐ fǎn wēn shī shí zhī xù tiān dào bù
寒矣，何至十月而反温耶？凉已反温，失时之序，天道不

jǐ dùn hū bù zhī shí yuè zhī wēn bù cóng liáng zhuǎn zhèng cóng zào shēng gài jīn wèi
几顿乎②！不知十月之温，不从凉转，正从燥生。盖金位
zhī xià huǒ qì chéng zhī yǐ gù chū dōng cháng wēn qí mài zhī yìng réng cóng hū
之下③，火气承之④，以故初冬常温，其脉之应，仍从乎
jīn zhī sè ěr yóu sè ér chén qí sè yě wéi shēng shuǐ zhī jīn qí chén yě
金之涩耳。由涩而沉，其涩也，为生水之金⑤；其沉也，
jí wéi shuǐ zhōng zhī jīn yǐ zhū huī yù yìng shāng zào yún hū zāi
即为水中之金矣⑥。珠辉玉映，伤燥云乎哉！

【词语解释】

① 天真之脉：自然、正常的脉象。

② 顿：停顿。

③ 金位：主秋令之燥金。

④ 承：承接。

⑤ 生水之金：五行相生，金生水。秋为金，故曰生水之金。

⑥ 水中之金：冬为水，其脉沉，故曰水中之金。

【释义】 按照这个道理推论，秋季忌讳数脉的原因，是因为病人初秋被燥邪伤害，所以忌见数脉。如果没有病的人，刚入秋季脉象略微带有数脉之象，则是自然的脉象，为什么反而忌讳呢？况且，如果开始是燥气，最终是凉气，那么凉之后应当是寒了，为什么到了十月反而温暖呢？凉罢反而温暖，不合时序地运行，大气的规律变化不是几乎停顿了吗？岂不知十月的温暖不是从凉气转生的，而是从燥气产生的。因为金气的位置之下是火气承制的，因此初冬常常是温暖的，它在脉象上的反映，仍然是依从秋季的涩脉罢了。从涩脉渐到沉脉，它的涩脉是反映正在生水的金，它的沉脉是反映已经沉入水底的金了。初秋珠玉辉映的一派景象，能说是被燥气伤害吗！

rán xīn qiū zhī liáng fāng yǐ què shǔ yě ér xià yuè suǒ shòu shǔ xié
【原文】 然新秋之凉，方以却暑也①，而夏月所受暑邪，
jí cóng liáng fā jīng yún dāng shǔ hàn bù chū zhě qiū chéng fēng nüè jǔ yī nüè
即从凉发。经云："当暑汗不出者，秋成风疟。"举一疟，
ér fán dāng fēng qǔ liáng yǐ shuǐ guàn hàn nǎi zhì bù fù hàn ér shāng qí nèi zhě bìng fā
而凡当风取凉，以水灌汗，乃至不复汗而伤其内者，病发
jiē dāng rú nüè zhī lì zhì zhī yǐ qí nèi shāng shēng lěng chéng zhì xià zhě bìng kě cóng
皆当如疟之例治之矣②。其内伤生冷成滞下者，并可从

nüè ér bǐ lì yǐ　yǐ qí yuán lái jiē shǔ shī zhī xié　wài nèi suǒ zhǔ suī bù tóng　tóng

疟而比例矣③。以其原来皆暑湿之邪，外内所主虽不同，同

cóng qiū fēng fā zhī ěr　ruò fú shēn qiū zào jīn zhǔ bìng　zé dà yì yān　jīng yuē　zào

从秋风发之耳。若夫深秋燥金主病，则大异焉。经曰：“燥

shèng zé gān　fú gān zhī wéi hài　fēi jù chì dì qiān lǐ yě　yǒu gān yú wài ér pí

胜则干。”夫干之为害，非遽赤地千里也④。有干于外而皮

fū cūn jiē zhě　yǒu gān yú nèi ér jīng xuě kū hé zhě　yǒu gān yú jīn yè ér róng wèi qì

肤皴揭者⑤，有干于内而精血枯涸者，有干于津液而荣卫气

shuāi　ròu shuò ér pí zhuó yú gǔ zhě　suí qí dà jīng xiǎo luò　suǒ shǔ shàng xià zhōng

衰⑥、肉烁而皮着于骨者⑦，随其大经小络，所属上下中

wài qián hòu　gè wéi bìng suǒ　zào zhī suǒ shèng　yì yún hàn yǐ

外前后，各为病所。燥之所胜，亦云熯矣⑧。

【词语解释】

①却：退。

②如：依照。

③比例：类推。

④赤地：寸草不生的土地。

⑤皴揭：皮肤皲裂。

⑥荣：营气。

⑦烁：同“铄”，消损。

⑧熯：干燥。

【释义】 然而初秋的凉气，正是用来退去暑热，而夏季所感受的暑邪，就乘凉气而发病。《内经》说：“在夏天汗不得外出，到秋季便患风疟。”如疟疾，凡是当风纳凉，用凉水浇汗，于是造成不再出汗而使内脏受伤的，发病时都应该按照疟疾例子来治疗。那些体内被生冷伤害造成积滞泻下的病人，也可以依从疟疾的方法来类推治疗。因为它们的病源都是暑湿病邪，内外主病虽然不同，但都是秋风引发的。至于秋分以后燥金当令所致疾病就大不相同了。《内经》说：“燥气太盛则津液干涸。”津液干涸造成的危害，并非立即出现千里大地光秃秃。其有使外表干枯而致皮肤皲裂的，有使内里干枯而致精血干涸的，有使津液干枯而致营气卫气衰弱、肌肉消瘦而皮包骨的，患者的大经小脉所相连的上下、内外、前后各个部位都可随之成为病之所在。可见燥邪偏胜，也可以说是够燥烈的了！

【原文】 至所伤则更厉。燥金所伤，本摧肝木，甚则自戕肺金。盖肺金主气，而治节行焉。此惟土生之金[1]，坚刚不挠，故能生杀自由[2]，纪纲不紊。若病起于秋而伤其燥，金受火刑，化刚为柔，方圆且随型埴[3]，欲仍清肃之旧[4]，其可得耶？经谓“咳不止而白血出者死[5]”。白血，谓色浅红而似肉似肺者。非肺金自削，何以有此？试观草木菁英可掬[6]，一乘金气，忽焉改容，焦其上首，而燥气先伤上焦华盖[7]，岂不明耶？详此则病机之“诸气膹郁[8]，皆属于肺”“诸痿喘呕，皆属于上”二条，明指燥病言矣。《生气通天论》谓“秋伤于燥，上逆而咳，发为痿厥”。燥病之要，一言而终，与病机二条，适相吻合。只以误传“伤燥”为“伤湿”，解者竟指“燥病”为“湿病”，遂至经旨不明。今一论之，而燥病之机，了无余义矣[9]。其“左胠胁痛[10]，不能转侧，嗌干面尘[11]，身无膏泽，足外反热，腰痛，惊骇，筋挛，丈夫㿗疝，妇人少腹痛，目昧眦疮[12]”，则燥病之本于肝，而散见不一者也。

【词语解释】

① 惟：由于。

② 故：怎么。

③ 型埴：铸造器物所用之土模。

④ 仍：保持。

⑤ 白血：指肺血。

⑥ 菁英：精华。可掬：可用双手捧取。

⑦ 华盖：指肺。

⑧ 膹郁：满闷。

⑨ 了：完全。

⑩ 胠：腋下胁上的部位。

⑪ 面尘：面色灰暗。

⑫ 眦：上下眼睑的结合处。

【释义】 至于它造成的伤害就更厉害了。燥邪所伤害的，本来只是损伤肝脏，若太甚就会自伤肺金。因为肺主气，治理调节由此而行。这是由于脾土所生的肺金之气，坚硬刚强，不折不挠，不易受损，所以才能生杀自主，法度不乱。如果疾病生在秋季而被燥邪伤害，肺金受到燥火的克伐，就会变刚强为柔软，就像器物一样，方圆的形状可能将随着铸造器物的土模而变化，想要保持燥金清肃的原有功能，怎么可能呢？《内经》说“咳嗽不止而吐出白血的是死证”，白血，说的是颜色浅红像肉像肺的东西。如果不是肺金自伤，为什么会有这东西呢？试看草木青翠繁茂，一旦蒙受金秋肃杀之气，就忽然改变了容貌，首先它的上部焦枯，燥气首先伤害上焦的肺，难道不是很明白的吗？详细领悟这个道理，那么《内经》病机十九条中的“各种气机不利，出现喘急满闷的症状，都与肺的病变有关”“各种痿证、喘逆、呕吐的病证，都属于上焦的病变”两条，明显就是针对燥病而言的。《素问·生气通天论》中说：“秋季被燥邪伤害，肺气上逆咳嗽，发作成痿厥之证。”燥病要领，这一句话就说透彻了，这与上面病机的两条，正好吻合。只是因为把“伤燥”错误地传写为“伤湿”，历代注解的人就竞相把“燥病”认为是“湿病”，于是就造成经文的旨意不明。现在这样论述，就使燥病的机制完全清楚明白了。其中“左侧胁肋疼痛，不能转身，咽干，面如土色，身体干枯没有光泽，足外部反而发热，腰痛，惊悸，抽筋，男人㿗疝，女子少腹痛，眼睛昏暗，眼角生疮疡”等症，则是燥病以肝为本，而又散见不一的情况。

nèi jīng zào yín suǒ shèng qí zhǔ zhì bì yǐ kǔ wēn zhě yòng huǒ
【原文】《内经》燥淫所胜，其主治必以苦温者，用火
zhī qì wèi ér zhì qí shèng yě qí zuǒ yǐ huò suān huò xīn zhě lín bìng zhì yí yí
之气味而制其胜也①。其佐以或酸或辛者，临病制宜，宜

bǔ zé zuǒ suān yí xiè zé zuǒ xīn yě qí xià zhī yì yǐ kǔ wēn zhě rú qīng shèn shēng
补则佐酸，宜泻则佐辛也。其下之亦以苦温者，如清甚生
hán liú ér bù qù zé bù dāng yòng hán xià yí yǐ kǔ wēn xià zhī jí qì yǒu yú
寒，留而不去，则不当用寒下，宜以苦温下之。即气有余，
yì dàn yǐ xīn xiè zhī bù yǐ hán yě yào zhī jīn xìng wèi rè zào fù wèi hán yǒu yí
亦但以辛泻之，不以寒也。要知金性畏热，燥复畏寒。有宜
yòng píng hán ér zuǒ yǐ kǔ gān zhě bì yǐ lěng rè hé píng wéi fāng zhì nǎi jìn shàn yě
用平寒而佐以苦甘者，必以冷热和平为方，制乃尽善也[2]。
yòu liù qì fán xiàn xià chéng zhī qì fāng zhì jí yí shǎo biàn rú jīn wèi zhī xià huǒ
又六气凡见下承之气[3]，方制即宜少变。如金位之下，火
qì chéng zhī zé kǔ wēn zhī shǔ yí jiǎn kǒng qí yǐ huǒ jì huǒ yě jí yòng xià yì
气承之，则苦温之属宜减，恐其以火济火也。即用下，亦
dāng biàn kǔ wēn ér cóng hán xià yě cǐ nèi jīng zhì zào yín zhī zhǐ kě zàn yī cí
当变苦温而从寒下也。此《内经》治燥淫之旨，可赞一辞
zhě yě zhì yú fèi qì fèn yù wěi chuǎn ǒu ké jiē shāng zào zhī jù bìng yòu fēi zhì
者也。至于肺气膹郁，痿喘呕咳，皆伤燥之遽病，又非制
shèng yī fǎ suǒ néng lǐ yě zī bìng rù zào mén xì shāng liáng zhì xué zhě jīng xīn qiú
胜一法所能理也。兹并入燥门，细商良治，学者精心求
zhī wǎng bù huò yǐ ruò dàn yǐ rùn zhì zào bù qiú bìng qíng bù shì bìng suǒ yóu
之，罔不获矣。若但以润治燥，不求病情，不适病所，犹
wèi miǎn shè yú cū shū ěr
未免涉于粗疏耳。

【词语解释】

① 制其胜：利用六气相互关系制服病邪。

② 制：方药组成之法度。

③ 见：同“现”，出现。

【释义】《内经》中治疗燥气太过的病证，其主治药物一定要用苦温药物，是用火的气味来制服燥邪的偏亢。辅助药物或用酸味或用辛味的原因，是临床根据疾病具体情况而适当用药，适宜补的就辅助以酸味药，适宜泻的就辅助以辛味药。其中泻下也用苦温药物的原因，是如果清凉药物泻下太过便生寒邪，寒邪留而不去，就不应再用寒凉药物泻下，而应用苦温药物泻下。即使邪气有余，也只用辛味药物泻下，而不用寒凉药物。要知道金的性质是怕热，而燥病又怕寒。有适宜用平和寒性药物且用苦甘味药物佐助的病人，一定要用寒热平和的药物组方，方药的法度才完善。另外，六气之中凡是出现下承之气的，方剂配伍就应当稍加变动。例如，金气的下边是火气相承制的，那么见到火气，方剂中苦温的药物便

应当减少，恐其用火助火。即使用泻下法，也应当改变苦温药物而用寒凉药物泻下。这是《内经》治疗燥气太过的主旨，是可以赞颂的。至于肺气上逆满闷、痿证、喘急、呕吐、咳嗽，都是被燥邪伤害所致的重病，不是单凭五行生克一种方法所能治疗的。将这些都合并到燥邪一门中，详细商讨好的治法，学医的人细心探求，没有得不到收获的。如果只用滋润法来治疗燥病，不探求病情，不到达病处，还是避免不了流于粗疏。

【课外练习】

1. 词语解释

霄壤、就（燥）、司（其政）、（始一）抉、一往、二分、二至、却（暑）、比例、惟（土生之金）、华盖、了（无余义）。

2. 译句

① 燥之与湿，有霄壤之殊。燥者，天之气也；湿者，地之气也。水流湿，火就燥，各从其类，此胜彼负，两不相谋。

② 大意谓春伤于风，夏伤于暑，长夏伤于湿，秋伤于燥，冬伤于寒，觉六气配四时之旨，与五运不相背戾，而千古之大疑始一抉也。

3. 理解文中从哪几个方面论述秋燥？

wēn rè lùn jié xuǎn

《温热论》节选

qīng yè tiān shì

清·叶天士

wēn xié shàng shòu shǒu xiān fàn fèi nì chuán xīn bāo fèi zhǔ qì shǔ

【原文】 温邪上受①，首先犯肺，逆传心包。肺主气属

wèi xīn zhǔ xuè shǔ yíng biàn yíng wèi qì xuè suī yǔ shāng hán tóng ruò lùn zhì fǎ zé yǔ

卫，心主血属营，辨营卫气血虽与伤寒同，若论治法则与

shāng hán dà yì yě

伤寒大异也。

【词语解释】

① 上受：指邪气侵入人体的上部。

【释义】 温邪为性质属热的邪气，其侵入人体多从口鼻而入，首先侵犯手太阴肺经，继之可“逆传”手厥阴心包。肺主一身之气，以宣布卫气，防御外邪，故“肺主气属卫”；心主一身之血，并与营气相通，以运行营血，濡养周身，故“心主血属营”。温病与伤寒，在对人体损害方面，都会影响人体营卫气血的正常活动，出现浅深轻重不同的病变，此即二者的相同之处。但温病与伤寒，一为温邪，一为寒邪，因此二者的治法截然不同。

dà fán kàn fǎ wèi zhī hòu fāng yán qì yíng zhī hòu fāng yán xuè zài

【原文】 大凡看法，卫之后方言气，营之后方言血。在

wèi hàn zhī kě yě dào qì cái kě qīng qì rù yíng yóu kě tòu rè zhuǎn qì rú

卫汗之可也①，到气才可清气②，入营犹可透热转气③，如

xī jiǎo xuán shēn líng yáng jiǎo děng wù rù xuè jiù kǒng hào xuè dòng xuè zhí xū liáng xuè

犀角、玄参、羚羊角等物，入血就恐耗血动血，直须凉血

sàn xuè rú shēng dì dān pí ē jiāo chì sháo děng wù fǒu zé qián hòu bù xún

散血④，如生地、丹皮、阿胶、赤芍等物。否则前后不循

huǎn jí zhī fǎ　lǜ qí dòngshǒubiàn cuò　fǎn zhì huāng zhāng yǐ
缓急之法⑤，虑其动手便错，反致慌张矣。

【词语解释】

① 汗：指“汗法”。

② 清气：用辛寒、苦寒药物，清解气分的邪热。

③ 透热转气：即在清泄营分热毒的主药中，加入轻清宣透之品，使营分热邪转到气分而解。

④ 凉血散血：指清泄血分热邪，兼活血化瘀。

⑤ 缓急之法：抓住主要矛盾，急的、主要的先治，缓的、次要的后治。

【释义】 一般情况下，卫分证之后是气分证，营分证之后是血分证。温病初起，邪气往往先侵袭肺卫，出现发热、微恶风寒、头痛、无汗或少汗、口微渴，或有咳嗽等症状。“在卫汗之可也”，指邪在卫分，宜用汗法，用辛凉药物，使邪从表解，不可早投清里之剂，以免阻遏气机，使邪不得外透。若邪气传入气分，可出现热势壮盛、不恶寒、汗多、渴喜冷饮、尿赤等症状。“到气才可清气”指出现气分证才可用清轻宣气、辛寒清气、苦寒泻火等清气之法治疗。若进一步发展可深入营分，耗伤营阴，影响心之神明，出现身热夜甚、口干、心烦不寐、时有谵语、斑疹隐隐等症状。“入营犹可透热转气”，仍强调透热外出的重要性。因为温邪虽由气分传入营分，但并未深入血分，尚有转出气分而解的可能，治疗时仍应设法，透热外出，犀角、玄参、羚羊角等药物是清营养阴的主药，合用轻清透邪之品如金银花、连翘、竹叶等使营分热邪转到气分而解。若病邪在营分不解，可深入血分，引起血热亢盛，动血耗血，出现身热灼手，躁扰不安，甚或神昏谵狂，吐血、便血、尿血，斑疹密布，舌质深绛等症状。“入血就恐耗血动血，直须凉血散血”，既指出了血分证的病机特点，又强调了血分证的治疗关键。所谓“耗血”，主要指热邪耗伤血中津液，导致血液黏滞，运行障碍；所谓“动血”，主要指邪热灼伤血络，迫血妄行，导致各种出血。热入血分，病位最深，治疗“直须凉血散血”，将凉血止血药与活血散瘀药、养阴生津药配合，使凉血止血而不留瘀，活血散瘀而不动血，如生地、丹皮、阿胶、赤芍等是常用药物。如果不根据温病不同阶段遵循相应治法，动手便错，反而会引起慌张了。

qiě wú wú shī xié hài rén zuì guǎng rú miàn sè bái zhě xū yào gù
【原文】 且吾吴湿邪害人最广①，如面色白者，须要顾
qí yáng qì shī chéng zé yáng wēi yě fǎ yīng qīng liáng rán dào shí fēn zhī liù qī jì
其阳气，湿盛则阳微也，法应清凉，然到十分之六七，既
bù kě guò yú hán liáng kǒng chéng gōng fǎn qì hé yǐ gù yé shī rè yī qù yáng yì
不可过于寒凉，恐成功反弃，何以故耶？湿热一去，阳亦
shuāi wēi yě miàn sè cāng zhě xū yào gù qí jīn yè qīng liáng dào shí fēn zhī liù qī
衰微也；面色苍者，须要顾其津液，清凉到十分之六七，
wǎng wǎng rè jiǎn shēn hán zhě bù kě jiù yún xū hán ér tóu bǔ jì kǒng lú yān suī xī
往往热减身寒者，不可就云虚寒而投补剂，恐炉烟虽熄，
huī zhōng yǒu huǒ yě xū xì chá jīng xiáng fāng shǎo shǎo yǔ zhī shèn bù kě zhí shuài ér
灰中有火也，须细察精详，方少少与之，慎不可直率而
wǎng yě yòu yǒu jiǔ kè lǐ shī sù chéng wài xié rù lǐ lǐ shī wéi hé zài
往也②。又有酒客里湿素盛③，外邪入里，里湿为合。在
yáng wàng zhī qū wèi shī héng duō zài yīn shèng zhī tǐ pí shī yì bù shǎo rán qí
阳旺之躯，胃湿恒多④；在阴盛之体，脾湿亦不少，然其
huà rè zé yī rè bìng jiù yīn yóu yì tōng yáng zuì nán jiù yīn bù zài xuè ér zài
化热则一。热病救阴犹易，通阳最难，救阴不在血，而在
jīn yǔ hàn tōng yáng bù zài wēn ér zài lì xiǎo biàn rán jiào zhī zá zhèng zé yǒu bù
津与汗，通阳不在温，而在利小便，然较之杂证，则有不
tóng yǐ
同矣。

【词语解释】

① 吴：地区名，现在的苏州附近。

② 直率而往：指粗疏草率、不详细追究而随便用药。

③ 酒客：嗜好饮酒的人。

④ 胃湿：湿热侧重于胃。

【释义】 我们江苏这地方，湿邪害人最广。面白无华之人，素体阳气不足，感受湿邪后，阳气更加衰微，治疗时要时时顾护阳气。湿热之证，当用清凉之剂，但不应太过，清至十分之六七即可。若过于寒凉，恐重伤阳气，加重阳衰，前功尽弃。这是为什么呢？

湿热一清除，阳气也虚弱了；面色青苍之人，多为阴虚火旺之体，感受湿热之邪，容易化火伤阴，治疗中注意顾护津液，除热务尽。清凉到十分之六七，患者热减身凉，不可当作虚寒而妄投温补之剂，恐怕炉烟虽熄，灰中有火，温补使死灰复燃。需仔细诊查，若确属阳虚者，才可小剂量稍加温补，不可粗疏草率、

不详细追究而随便用药。

“酒为湿热之最”，平素嗜酒的人，体内湿热素盛，复感外湿，内外合邪。脾胃阳气盛，湿从热化，表现为阳明胃的热重于湿证。脾胃阳虚之人，湿从寒化，出现太阴脾的湿重于热证。然而病久化热化燥，二者则是统一的。

温热病的治疗易于湿热病的治疗。温热病的病因是温邪，其性质属阳，易耗伤津液，治疗以清热保津为基本原则，阴生则热退，热退则阴自复。故叶氏曰“热病救阴犹易”。湿热性温病因有湿邪，湿性黏腻，缠绵难解，且容易阻遏阳气。治疗当用通阳之法。湿为阴邪，热为阳邪，治湿多用温药，却有助热之弊；治热多用寒药，却有助湿之嫌，故“通阳最难”。

温热病中滋阴的目的主要是顾护人体津液和补充阴液之耗损，不同于杂病中用滋补阴血法治疗阴虚、血虚证。湿热病使用通阳的目的是运用化气利湿法通利小便，可使弥漫三焦之湿邪得以从小便去，热邪也随之外透，达到气通湿祛热退的目的，不同于内伤杂病用温热药物温补阳气。此即“救阴不在血，而在津与汗，通阳不在温，而在利小便”。这就是温病与内伤杂病治疗的区别。

【课外练习】

1. 译句

① 温邪上受，首先犯肺，逆传心包。肺主气属卫，心主血属营，辨营卫气血虽与伤寒同，若论治法则与伤寒大异也。

② 热病救阴犹易，通阳最难，救阴不在血，而在津与汗，通阳不在温，而在利小便。

2. 背诵第二段。

wēn bìng tiáo biàn zhì bìng fǎ lùn

《温病条辨·治病法论》

qīng wú táng
清·吴瑭

zhì wài gǎn rú jiàng bīng guì shén sù jī yuán fǎ huó qù xié wù
【原文】 治外感如将①（兵贵神速，机圆法活，去邪务
jìn shàn hòu wù xì gài zǎo píng yī rì zé rén shǎo shòu yī rì zhī hài zhì nèi
尽，善后务细，盖早平一日，则人少受一日之害）；治内
shāng rú xiàng zuò zhèn cóng róng shén jī mò yùn wú gōng kě yán wú dé kě jiàn
伤如相②（坐镇从容，神机默运，无功可言，无德可见，
ér rén dēng shòu yù zhì shàng jiāo rú yǔ fēi qīng bù jǔ zhì zhōng jiāo rú héng
而人登寿域）。治上焦如羽（非轻不举）；治中焦如衡③
fēi píng bù ān zhì xià jiāo rú quán fēi zhòng bù chén
（非平不安）；治下焦如权④（非重不沉）。

【词语解释】

① 将：将领，指将军用兵。

② 相：宰相。

③ 衡：秤杆。

④ 权：秤锤。

【释义】 治疗外感病如同将军用兵，贵在神速，战术灵活机动，集中优势兵力消灭敌人，祛邪要干净，不留后患，善后调理要考虑周详，使疾病早一日治愈，人就少受一日伤害。治疗内伤病如同宰相处理政务，稳坐宫中，从容不迫，态度镇静地策划运筹，虽然当时看不到明显的功德，但能使人身体健康长寿。治疗上焦病，用药当如羽毛般轻扬，只有轻浮上升的药物才能祛除上焦病邪；治疗中焦病，用药当如秤杆般保持平衡，只有平衡才能使中焦脾胃功能安康；治疗下焦病，用药当如秤砣般沉重，只有性质沉重的药物才能直达下焦病所。

【课外练习】

熟读全文。

jiàn yào

鉴药

táng liú yǔ xī

唐·刘禹锡

liú zǐ xián jū yǒu fù xīn zhī yōu shí jīng liáng fú zhī qí zhǐ
【原文】 刘子闲居，有负薪之忧①，食精良弗知其旨，
xuè qì jiāo lì yáng rán fén rú kè yǒu wèi yú zǐ bìng bìng jī rì yǐ nǎi
血气交沴②，炀然焚如③。客有谓予：“子病，病积日矣。乃
jīn wǒ lǐ yǒu fāng shì lún jì yú yī lì zhě zào yān ér měi féi zhé zhě zào yān ér shàn
今我里有方士沦迹于医，厉者造焉而美肥④，辄者造焉而善
chí shěn cháng bìng yě jiāng zǐ yì zhū
驰⑤，矧常病也⑥。将子诣诸？”

【词语解释】

① 有负薪之忧：意为得了病。负薪之忧，为自称有病的婉辞。

② 血气交沴：血气都逆乱不通畅。沴，《说文》：“水不利也。”又指气不和而相害。

③ 炀然：被火烘烤的样子。

④ 厉者：患恶疮的人。厉，通“疠”，恶疮。

⑤ 辄者：患足病两腿不能迈步的人。辄，足疾也。

⑥ 矧：何况。常病：普通的疾病。

【释义】 我赋闲在家时，得了病，吃最好的食物也感觉不到它的美味，气血都逆乱不通畅，浑身发热像被火烘烤烧灼一样。有位客人对我说：“您病了好多天了。如今我乡里有位方士，隐迹行医，患恶疮的人去到他那里，都变得好转、肥胖起来；患足疾不能迈步的人去到他那里，都变得善于奔跑，何况是普通的疾病呢。请您到他那里去看看吧！”

【原文】 yú rán zhī zhī yī suǒ qiē mài guàn sè líng shēng cān hé ér hòu yán
予然之，之医所。切脉观色聆声，参合而后言

yuē zǐ zhī bìng qí xīng jū zhī jié chuǎn yī shí zhī qí guāi suǒ yóu zhì yě jīn
曰①：“子之病其兴居之节舛②，衣食之齐乖所由致也③。今

fú zàng xiǎn néng ān gǔ fǔ xiǎn néng mǔ qì tú wéi měi chèn zhī náng tuó ěr
夫脏鲜能安谷④，腑鲜能母气⑤，徒为美疢之囊橐耳⑥！

wǒ néng gōng zhī nǎi chū yào yī wán kě jiān fāng cùn yǐ shòu yú yuē fú shì zú
我能攻之。”乃出药一丸，可兼方寸，以授予曰：“服是足

yǐ yuè hūn fán chú ér yùn jié xiāo gǔ tè ér guī hào qì rán zhōng yǒu dú xū
以瀹昏烦锄而蕴结⑦，销蛊慝而归耗气⑧。然中有毒，须

qí jí chōu ér zhǐ guò dàng zé shāng hé shì yǐ wēi qí qí yě yú shòu yào
其疾瘳而止⑨，过当则伤和，是以微其齐也⑩。”予受药

yǐ ěr guò xìn ér tuǐ néng qīng bì néng hé shè xún ér kē yǎng jué yān yì sāo bà
以饵，过信而腿能轻，痹能和；涉旬而苛痒绝焉，抑搔罢

yān yú yuè ér shì fēn xiān tīng chá wēi dǎo wēi rú píng shì lì rú jīng
焉。逾月而视分纤，听察微，蹈危如平⑪，嗜粝如精⑫。

【词语解释】

① 参合：综合。指综合望闻问切四诊作出诊断。

② 兴居：日常的生活起居。舛：错乱。

③ 齐：通“剂”。调适，调理方法。乖：违背。

④ 今夫脏鲜能安谷：如今您的五脏很少能受纳水谷的精气。

⑤ 腑鲜能母气：六腑很少能运化输布水谷精微。

⑥ 囊橐：口袋，袋子。

⑦ 瀹：疏通河道。此指疏治。昏烦：指头昏项闷。锄：铲除。

⑧ 销蛊慝而归耗气：消除病害，使耗损的正气归复。销，通“消”，消除之意。慝：灾害，祸害。此指病害。

⑨ 瘳：病愈，好转。

⑩ 微其齐：使药物的剂量轻微适中。齐：通“剂”，指剂量。

⑪ 蹈危如平：登上高处如走平地一样。蹈，踩，踏，此指“登”。危，高处。平，平地。

⑫ 粝：粗粮。

【释义】 我认为他的话是对的，于是就到那位医生那里看病。医生给我切脉、望色、听声，综合几方面作出诊断，然后说：“您的病恐怕是由于生活起居不规律，衣着饮食的调理方法不当而造成的。如今，您的五脏很少能受纳水谷的精

气，六腑也很少能运化输布水谷的精微，只是成为疾病的滋生地罢了！我能治疗它。”于是拿出一丸药，大约两寸正方，把它交给我，说：“服食这种药，可以用它疏治头昏烦闷，除去郁结；消除病害，而使耗损的正气归复。但是药里有毒，等病好转后就停止服药。超过适量就会损伤体内正气，因此必须使药物的剂量轻微适中。”我接受了药就服食了。过了两夜，腿脚感觉轻便了，痹证缓解了。过了十天，疮痒就完全消失了，瘙痒也停止了。过了一个月，眼睛能辨出细小的东西，耳朵也能听到微弱的声音，登高如走平地一样，爱吃粗粮像爱吃细粮一样。

huò wén ér qìng yǔ qiě hòng yán yuē zǐ zhī huò shì yào jǐ shén hū chéng nán zāo yǐ gù yī zhī tài duō sè shù yǐ zì guì yí huàn yǐ yào cái hé zhòng qiú zhī suǒ zhì yì shēn yǐ yú mèi zhě yě nì tōng fāng ér niǔ jì xiào cāi zhì chéng ér huò jiǎo shuō cù xíng qí yán dài zài ěr bàn xún jué dú guǒ sì cén cén zhōu tǐ rú shān zuò yān wù ér zǒu zhū yī yī dà zhā yuē wú gù zhī fū zǐ wèi dá yě cù hé juān dú zhě tóu zhī bīn yú dài ér yǒu xǐ yì rì jìn hé yào nǎi fù chū

【原文】 或闻而庆予，且哄言曰：“子之获是药几神乎，诚难遭已①。顾医之态②，多啬术以自贵③，遗患以要财。盍重求之？所至益深矣。”予昧者也④，泥通方而狃既效⑤，猜至诚而惑剿说，卒行其言，逮再饵半旬，厥毒果肆⑥，岑岑周体⑦，如痁作焉⑧。悟而走诸医。医大吒曰⑨：“吾固知夫子未达也！”促和蠲毒者投之⑩，滨于殆，而有喜。异日进和药，乃复初。

【词语解释】

① 诚：确实。

② 顾：但是。态：情状，习气。

③ 啬：吝啬，此指留一手。

④ 昧：谓日色昏暗不明。此指思想糊涂，不辨是非。

⑤ 泥：拘泥，指墨守成规而不知变通。通方：通用的方法。此指一套不变的成法。狃：贪求。

⑥ 厥：它的，代词。指药物。肆：放纵。此指药的毒性大发。

⑦ 岑岑：本谓雨水很多。此处形容大汗淋漓。

⑧ 痁：指只热不寒的疟疾。

⑨ 大吒：大怒。

⑩ 蠲：免除，解除。

【释义】 有人听到这件事，就来祝贺我，并且怂恿说：“您得到的这种药，近乎神效，确实是很难遇到的呀。但是医生的习气，多半是留一手医术，以便抬高自己的身价；遗留部分疾病，以便勒索钱财。您何不继续服食以进一步求取疗效，所得到的疗效就更高了。”我是个糊涂人，拘泥于一套不变的成法，又贪求已得的疗效，猜疑医生极其真诚的心意，而被别人的唆哄所迷惑，于是按照着他的话去做。第二次服药，吃了五天，药的毒性果然大大发作起来，全身大汗淋漓，好像发作疟疾一样。我恍然醒悟，于是赶紧去看医生。医生非常生气地说：“我本来就知道您未通晓药理。”急忙调配解毒的药交给我。我临近危险，却喜得平安。进服调和扶正的药一段时日，才恢复健康。

【原文】 刘子慨然曰：善哉医乎！用毒以攻疹①，用和以安神②，易则两踬明矣③。苟循往以御变④，昧于节宣，奚独吾侪小人理身之弊而已⑤！

【词语解释】

① 毒：毒药，此指性味猛烈的药。疹：《集韵》：“同疢，热病。”

② 和：指和药。

③ 易：变更，改换。此指将毒药与和药变更过来使用，即以和攻疹，以毒安神。踬：比喻事情不顺利；失败。

④ 苟：假如。往：指过去的一套成法。

⑤ 吾侪：我辈，我们。理身：即治身，调养身体。因避讳唐高宗李治的“治”而改为“理”。

【释义】 我感慨道：“医生真高明啊！用性味猛烈的药物来攻治热病，用性平和的药物来调养精神。如果将两者变更（毒药与和药倒施），那么这两种疾病都是治不好的。假如依照过去的成法来处理已经变化的情况，对调节与宣泄的道理不明白，哪里仅仅是我等小人物养身的弊害呢！”

bí duì

鼻对

míng fāngxiào rú

明·方孝孺

fāng zǐ bìng bí hán bí zhì bù tōng jù lú ér zuò huǒ liáo qí
【原文】 方子病鼻寒，鼻窒不通。踞炉而坐①，火燎其
cháng cháng jì jí xī shǐ jué ér jīng yǐn ér shì zhī yù yù rán hóng gài
裳②。裳既及膝，始觉而惊，引而视之③，煜煜然红④。盖
cháng zhī huǒ zhě bàn yě yú shì mà bí yuē fú shí èr guān gè yǒu zhǔ sī wéi bí
裳之火者半也。于是骂鼻曰："夫十二官各有主司，维鼻
hé sī bié xiù chá wēi xiù zhī bù chá hé yǐ bí wéi jīn huǒ bó zhī xiù yì liè
何司？别臭察微⑤。臭之不察，何以鼻为？今火帛之臭亦烈
yǐ ér ěr wán ruò bù zhī jù bǐ huǒ dú jìn cháng jí yī yōng bì zhī huò qǐ
矣⑥，而尔顽若不知，遽俾火毒烬裳及衣。壅蔽之祸⑦，岂
bù dà kě bēi hū
不大可悲乎？"

【词语解释】

①踞：凭倚。

②燎：烧。裳：下衣。

③引：拉起；撩起。

④煜煜：明亮貌。亦作"昱昱"。《说文解字·火部》："煜，燿也。"

⑤臭：气味。

⑥火帛：烧帛。火，用如动词。

⑦壅蔽：蒙蔽。亦作"雍蔽""拥蔽"。

【释义】 我的鼻子受了寒，鼻道阻塞不通。倚炉而坐，炉火烧着我的下衣。被烧着的下衣已经到达膝部，我方才感觉到，大吃一惊，撩起下衣一看，火苗闪闪发红，原来被火烧毁的下衣已有一半了。我于是骂鼻子："十二种器官各有主管

的对象，鼻主管什么？无非是察别细微的气味。不能察别气味，为什么还要用鼻子呢！现在烧帛的气味够浓烈了，但是你却愚钝不知，致火焰烧灼下衣且蔓延上衣。这种蒙蔽的祸患，难道不是太可悲了吗？”

【原文】 久之，鼻忽有声，声与口同。曰：“我受命为子之鼻，今二十又二冬。兰茝椒桂①，其气苾芳②，我闻我知，俾子佩藏。槁莸腐鲍③，风腥气恶，我觉其秽，俾子避匿。子足不妄履而山不遇毒者，皆我之得职也。今子乃昧于治身，宜暖而寒，去夹就单，为风所加，外铄内郁，壅我鼻观④，遂至火燎切肤，而不知其然，皆子之过也，于鼻何罪焉？假使服食以节，起处有常，顺阴燮阳⑤，无所败伤，宁有不闻馨香乎？且古之志士，至于耄老，犹且居不求适，维道是奋，大雪皴肌，而炉不暇近⑥，恐适意之致毒，知炎上之生灾，可不慎也？今子当始弱之时⑦，有荼毒之祸⑧。方当茹冰嚼雪，块枕草坐⑨，愁思怵迫，冻饿摧挫，犹恐不可；而乃放不加思，恣肆颓惰。当祁寒时⑩，遽自溺于火，为身计者，良已左矣。不此之责，而反诮我为何哉！夫壅蔽之祸，厥有攸自：秦亥蛊昏，赵高乃弑；彼梁偏任，始有朱异；隋广淫酗，而世基以肆。木不虚中，虫何由萃⑪？此三主者⑫，苟以至公为嗜好⑬，以众庶为耳鼻，上宣下畅，为所凝滞，虽有奸邪，何恶之遂？顾乃偏僻猜忌⑭，执一遗二⑮，以莸为薰，椒兰是弃；

yóu shì huò luàn jiāo xīng zōng fù shè pǐ jīn zǐ bù wù zì yóu ér wéi bí shì
由是祸乱交兴，宗覆社圮[16]。今子不务自尤[17]，而维鼻是
zī yì shēn zhī lǐ qiě bù dá kuàng yú zhèng zhì yě zāi
訾。一身之理且不达，况于政治也哉[18]！”

fāng zǐ yǎng ér jiē fǔ ér kuì bǐng huǒ juān lú níng shén yǎng qì jì ér bí
方子仰而嗟，俯而愧，屏火捐炉，凝神养气，既而鼻
jí guǒ yù
疾果愈。

【词语解释】

① 兰茝椒桂：皆芳香之物。兰，兰草，即泽兰。《尔雅·释草》：“蘄茝，蘼芜。”郭璞注：“香草，叶小如萎状。”椒：花椒，木名。桂：即木犀，木名，亦称桂花。

② 苾芳：芬芳；香美。苾：浓香。

③ 槁莸腐鲍：皆恶臭之物。槁：枯木。莸：一种有臭味的草。腐：此指腐肉。鲍：盐渍鱼，气腥臭。

④ 鼻观：鼻闻；嗅觉。

⑤ 燮：调和；调理。

⑥ 暇：悠闲。

⑦ 弱：弱冠，二十岁。

⑧ 荼毒之祸：丧父之祸。

⑨ 块枕草坐：以土块作枕头，以草席作坐席。

⑩ 祁：大。

⑪ 萃：聚集。

⑫ 三主：指上文所言秦二世胡亥、梁武帝萧衍、隋炀帝杨广。

⑬ 至公：极公正。

⑭ 顾乃：反而；却。偏僻：偏狭。

⑮ 执一遗二：执少弃多。这里谓偏信个别邪恶之徒，弃置众多忠义之士。

⑯ 宗覆社圮：国家倾败。宗：宗庙；社：指社稷。皆用作国家的代称。圮：毁坏。

⑰ 自尤：自责。

⑱ 政治：指国事。

【释义】 过了好久，鼻子忽然发出声音，声音和由嘴中说出来一样。“我接受命令做您的鼻子，到现在已有二十二年了。泽兰、蕲茝、花椒、木犀，它们的气味芬芳，我能嗅闻得到，使您佩戴种植。枯木、臭草、腐肉、鲍鱼，气味腥恶，我觉察到它们污浊，使您避藏。您足不乱行、登山不遇毒物的原因，都是由于我称职啊。现在您竟然不知养身，应当保暖却受寒，脱掉夹衣，穿上单衣，被风邪侵袭，形体消损，气机不畅，使我的嗅觉受阻，以至于火烧到自身，却不明白它的缘故，这都是您的过失啊，鼻子有什么罪过呢？假如饮食有节度，起居有规律，顺从阴阳，身体没有受到损伤，怎么会闻不到气味呢？况且古代的有志之士，到了老年尚且不追求生活的舒适，只奋求学问，即便大雪使皮肤皲裂，也不会悠闲地烤火，唯恐这种愉悦自得会产生危害，知道火能造成祸患，怎么可以不谨慎呢？现在您正处在青年时期，一生将有各种苦难。正应吃冰嚼雪，以土块为枕头，以草席为坐席，受忧思胁迫，冻饿挫折，还恐怕做得不好；您却恣纵无已，不多思虑，放肆无忌，颓废懒散。大寒时，就沉迷在火炉旁，为自身考虑的话，也已经错了。您不责怪自己，却为什么反而责备我呢！受蒙蔽的祸患，它是有起始缘由的：秦二世胡亥昏惑，赵高才能弑杀他；梁武帝萧衍只信任逢迎之徒，方才有朱异弄权而致城破之患；隋炀帝杨广沉迷酒色，虞世基便放肆作恶。树木内部如不空虚，虫蚁哪里有聚集之处呢？这三个君主，如果把极端正的言行作为嗜好，将百姓当作耳鼻，国情就能上下通达，没有什么阻碍，即使有诈伪邪恶之人，又怎能逞行罪恶呢？反而偏狭猜忌，偏信个别邪恶之徒，弃置众多忠义之士，把臭草当作香草，而抛弃芳香草木，从此祸乱不断产生，以致国家倾败。现在您不责备自己，却一味责骂鼻子。自身的道理尚且不能明白，何况对于国事呢！”

我仰面叹息，低头愧思，弃去炉火，聚精会神，调养正气，不久鼻疾果然痊愈。

第二篇

图解《标幽赋》

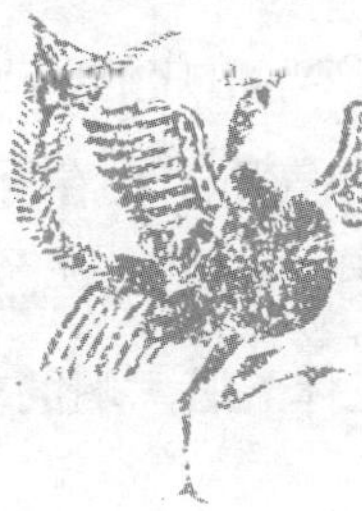

jīng luò zōng shù

经络综述

zhěng jiù zhī fǎ miào yòng zhě zhēn chá suì shí yú tiān dào dìng xíng
【原文】 拯救之法，妙用者针。察岁时于天道①，定形
qì yú yú xīn chūn xià shòu ér cì qiǎn qiū dōng féi ér cì shēn bù qióng jīng luò yīn
气于予心。春夏瘦而刺浅，秋冬肥而刺深。不穷经络阴
yáng duō féng cì jìn jì lùn zàng fǔ xū shí xū xiàng jīng xún
阳②，多逢刺禁；既论脏腑虚实，须向经寻。

【词语解释】

① 岁时：即一年之四时。天道：天，指自然界。道，指规律。天道，即自然界事物变化的规律。

② 穷：极、尽，引申为精通奥妙。

【释义】 治疗疾病的方法，善于治疗的医者多选用针灸。医生要仔细研究自然界的变化规律，确定病人的形体和气质。在春夏两季和对瘦人针灸时应浅刺，在秋冬两季和对肥胖的人针灸时应深刺。如果不精通经络阴阳的变化，就会发生违反针刺禁忌的不当治疗；如果要探究人体五脏六腑的虚实，就应深入研究学习经络学说。

yuán fú qǐ zì zhōng jiāo shuǐ chū xià lòu tài yīn wéi shǐ zhì jué
【原文】 原夫起自中焦，水初下漏①。太阴为始，至厥
yīn ér fāng zhōng xué chū yún mén dǐ qī mén ér zuì hòu zhèng jīng shí èr bié luò zǒu
阴而方终；穴出云门，抵期门而最后。正经十二，别络走
sān bǎi yú zhī zhèng cè yǎng fú qì xuè yǒu liù bǎi yú hòu shǒu zú sān yáng shǒu zǒu
三百余支；正侧仰伏，气血有六百余候。手足三阳，手走
tóu ér tóu zǒu zú shǒu zú sān yīn zú zǒu fù ér xiōng zǒu shǒu yào shí yíng suí xū
头而头走足；手足三阴，足走腹而胸走手。要识迎随②，须
míng nì shùn
明逆顺③。

【词语解释】

① 漏：是一种计时方法，我国古代用铜壶滴漏来计时。

② 迎随：迎：指针尖逆经气运行的方向，为泻法；随：指针尖顺经气运行的方向，为补法。《灵枢经》："泻者迎之，补者随之，知迎知随，气可令和。"与下句逆顺互应。

③ 逆顺：经脉流注的方向和顺序。

【释义】 人体的经脉气血运行从中焦开始，气血按照时辰流注各经脉。十二经脉从手太阴肺经开始至足厥阴肝经为终；从云门穴开始，到期门穴结束。人体全身有十二正经，三百余络脉；经络在人体的正面侧面上下分布，气血有六百多种穴位变化现象。手足三阳经的手三阳经从手走头，足三阳经从头走足。手足三阴经的足三阴经从足走腹，手三阴经从胸走手。要掌握迎随补泻的手法，必须明白经脉流注的顺序和方向。

【穴位详解】

穴位名称：云门

在胸部，锁骨下窝凹陷中，肩胛骨喙突内缘，前正中线旁开6寸。

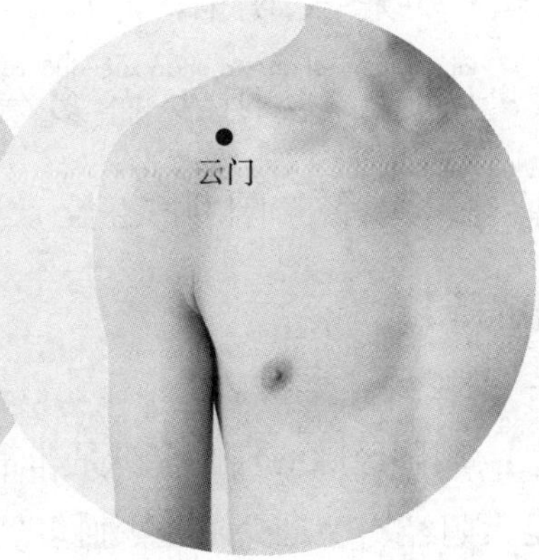

主治：咳嗽、气喘、胸痛、肩背痛、胸中烦热。

刺灸法：向外斜刺或平刺0.5~0.8寸，可灸。

穴位名称：期门

在胸部，第 6 肋间隙，前正中线旁开 4 寸。

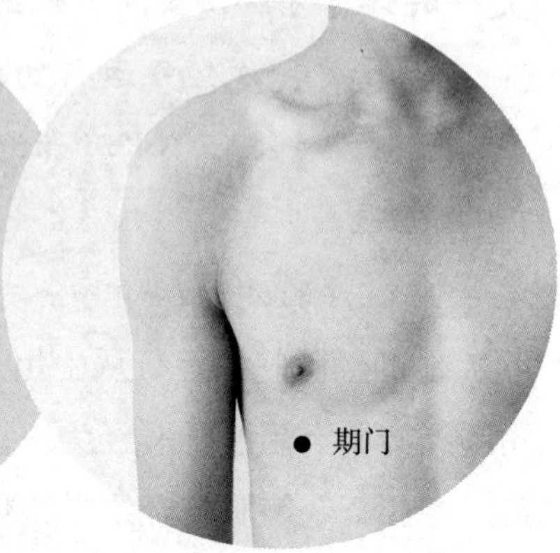

主治：胸胁胀痛、呕吐、呃逆、吞酸、腹胀、腹泻、饥不欲食、郁病、奔豚气、乳痈。

刺灸法：斜刺或平刺 0.5~0.8 寸，可灸。

kuàng fú yīn yáng qì xuè duō shǎo wéi zuì jué yīn tài yáng shǎo
【原文】 况夫阴阳气血，多少为最①。厥阴、太阳少
qì duō xuè tài yīn shào yīn shǎo xuè duō qì ér yòu qì duō xuè shǎo zhě shào yáng zhī
气多血。太阴、少阴少血多气。而又气多血少者，少阳之
fēn qì shèng xuè duō zhě yángmíng zhī wèi
分；气盛血多者，阳明之位。

【词语解释】

① 最：最重要，首要。

【释义】 阴阳经脉的气血多少是非常重要的。手足厥阴经、手足太阳经少气多血；手足太阴经、手足少阴经少血多气；手足少阳经多气少血；手足阳明经多气多血。

候气

【原文】先详多少之宜[①]，次察应至之气[②]，轻滑慢而未来，沉涩紧而已至。既至也，量寒热而留疾[③]。未至也，据虚实而候气。气之至也，如鱼吞钩饵之浮沉；气未至也，如闲处幽堂之深邃[④]。气速至而速效，气迟至而不治。

【词语解释】

① 详：详细了解。

② 次察：再观察；气：针感。

③ 量寒热：根据寒热而使用不同的针法。留：留针。疾：速出针。

④ 深邃：身居密室，比喻找不到针感。

【释义】首先要详细了解各经脉气血的多少，然后再观察针感的变化，针下轻浮、滑虚、慢迟即是气未至，针下沉、涩、紧即是气已至。气已至且有针感后，就应考虑寒证留针，热证快速出针。气未至且无针感，就应根据疾病虚实而候气。气至，医者手下有如鱼吞钩饵沉紧浮动的针感；气未至，医者手下如闲居幽堂深处没有针感。气速至则速效，气迟迟不至则没有疗效。

lùn zhēn

论针

guān fú jiǔ zhēn zhī fǎ háo zhēn zuì wēi qī xīng shàng yìng zhòng
【原文】 观夫九针之法，毫针最微①，七星上应②，众
xué zhǔ chí běn xíng jīn yě yǒu juān xié fú zhèng zhī dào duǎn cháng shuǐ yě
穴主持③。本形金也④，有蠲邪扶正之道⑤；短长水也，
yǒu jué níng kāi zhì zhī jī dìng cì xiàng mù huò xié huò zhèng kǒu cáng bǐ huǒ
有决凝开滞之机⑥。定刺象木⑦，或斜或正；口藏比火，
jìn yáng bǔ léi xún jī mén ér kě sāi yǐ xiàng tǔ shí yìng wǔ xíng ér kě zhī
进阳补羸⑧。循机扪而可塞以象土，实应五行而可知。

【词语解释】

① 微：精微。

② 应：对应。

③ 众穴主持：众多的穴位相互联系。

④ 本形：针灸针。

⑤ 蠲：祛除。

⑥ 短长水也：针有长短，犹水之长短。决凝开滞：疏通经络。机：作用。

⑦ 定刺：进针有各不相同的刺法。

⑧ 口藏比火：用口含针可以使针温，好比用火。羸：虚弱。

【释义】 运用九针治病的方法，毫针最为精微，它与天上的北斗七星相对应，在人体有众多穴位相助变化。毫针本身由金属制成，有祛邪扶正的功能；针有长短，刺有浅深，变化如水，有逐瘀通经的作用。进针后针有斜正的不同，犹如树木的枝干角度不一；口中温针犹如增火，有助阳补虚的作用。抚循经脉，针毕按塞针孔犹如用土填塞严密，可知应用毫针合于五行。

【原文】 rán shì sān cùn liù fēn　bāo hán miào lǐ　suī xì zhēn yú háo fà
然是三寸六分，包含妙理；虽细桢于毫发①，
tóng guàn duō qí　kě píng wǔ zàng zhī hán rè　néng tiáo liù fǔ zhī xū shí　jū luán bì
同贯多歧②。可平五脏之寒热，能调六腑之虚实。拘挛闭
sè　qiǎn bā xié ér qù yǐ　hán rè bì tòng　kāi sì guān ér yǐ zhī
塞，遣八邪而去矣③；寒热痹痛，开四关而已之④。

【词语解释】

① 桢：古时筑墙时所用的柱子。此处引申为针体细直。

② 歧：指气血往来之路。同贯多歧：能贯通诸经气血之道路。

③ 八邪：手背五指缝间八个穴位的总称。遣八邪而去：祛除各种邪气。

④ 四关：双合谷、双太冲合称“四关”。

【释义】 虽然毫针只有三寸六分，却有极其玄妙的道理；它细如发丝，却能贯通气血之通道。可调治五脏之寒热，补泻六腑之虚实。筋脉拘挛、气血不通者，可用它祛除各种邪气；寒热痹痛的病症，可通过针刺四关（合谷、太冲）来治愈它。

【穴位详解】

穴位名称：合谷

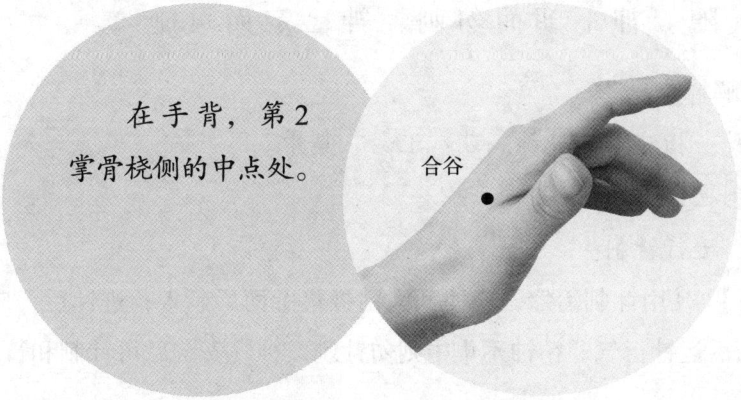

主治：头痛、齿痛、目赤肿痛、口眼歪斜、发热恶寒、咳嗽等。

刺灸法：直刺 0.5~1 寸，可灸。

穴位名称：太冲

在足背，第1、2跖骨间，跖骨底结合部前方凹陷中，或触及动脉搏动。

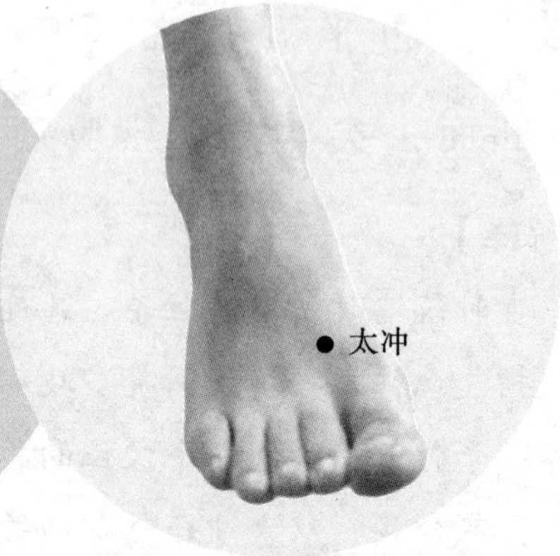

主治：头痛、眩晕、月经不调、癫狂痫、胁痛、腹胀、黄疸、目赤肿痛、下肢痿痹。

刺灸法：直刺0.5~1寸，可灸。

fán cì zhě shǐ běn shén cháo ér hòu rù jì cì yě shǐ běn shén dìng ér qì suí shén bù cháo ér wù cì shén yǐ dìng ér kě shī

【原文】 凡刺者，使本神朝而后入①；既刺也②，使本神定而气随。神不朝而勿刺，神已定而可施③。

【词语解释】

① 本神：指病人的精神。朝：汇聚、集中。

② 既刺也：下针时。

③ 施：进行针刺。

【释义】 凡用针刺治疗，应使病人精神集中而后刺入；进针后，应使病人精神安定，而后运针行气。精神不集中则勿针刺，神气安定后可针刺和行针施术。

dìng jiǎo chù qǔ qì xuè wéi zhǔ yì xià shǒu chù rèn shuǐ mù shì gēn jī

【原文】 定脚处①，取气血为主意；下手处②，认水木是根基③。

【词语解释】

① 定脚：指下针时。

② 下手处：指用针处。

③ 水木：指五行中的水木。水者母也，木者子也，要明确子母补泻。

【释义】 下针的时候以调整阴阳气血为主要目的，用针施术时补母泻子是基本法则。

tiān dì rén sān cái yě yǒng quán tóng xuán jī bǎi huì shàng zhōng
【原文】 天地人三才也，涌泉同璇玑、百会①；上中
xià sān bù yě dà bāo yǔ tiān shū dì jī
下三部也，大包与天枢、地机。

【词语解释】

① 天地人：百会穴在头，以应乎天；璇玑穴在胸，以应乎人；涌泉穴在足心，以应乎地。是谓三才。

【释义】 百会穴在头对应天，涌泉穴在足对应地，璇玑穴在胸对应人，此为三才。大包二穴在乳后，天枢二穴在脐旁，地机二穴在足胻（héng），分别对应人体的上、中、下三部。

【穴位详解】

穴位名称：涌泉

在足底，屈足卷趾时足心最凹陷处；约当足底第2、3趾蹼缘与足跟连线的前1/3与后2/3交点凹陷中。

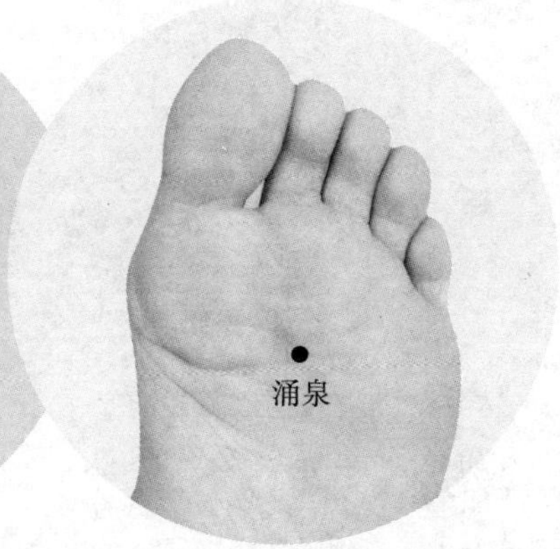

主治：头痛、头晕、咽喉肿痛、失音、小便不利、大便难、小儿惊风、足心热、癫痫、昏厥等。

刺灸法：直刺0.5~1寸，可灸。针刺不宜过深、刺激不宜过强。

穴位名称：璇玑

在胸部，胸骨上窝下1寸，前正中线上。

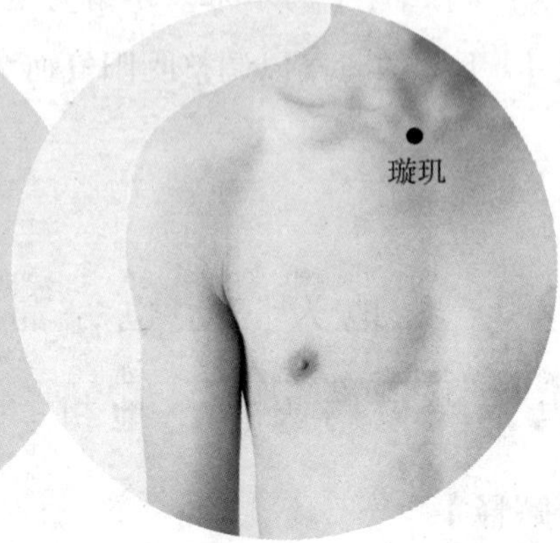

主治：咳嗽、气喘、胸痛、咽喉肿痛、积食。

刺灸法：平刺0.3~0.5寸，可灸。

穴位名称：百会

在头部，前发际正中直上5寸。

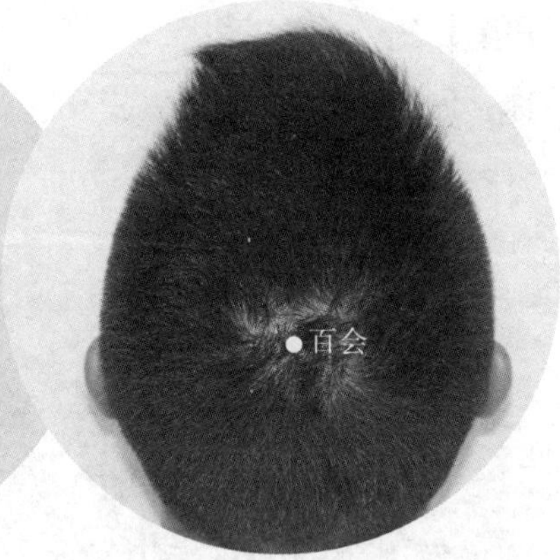

主治：头痛、眩晕、健忘、中风、失语、癫狂痫、癔证、耳鸣、脱肛、胃下垂等。

刺灸法：平刺0.5~0.8寸，可灸。

穴位名称：大包

在胸外侧区，第6肋间隙，在腋中线上。

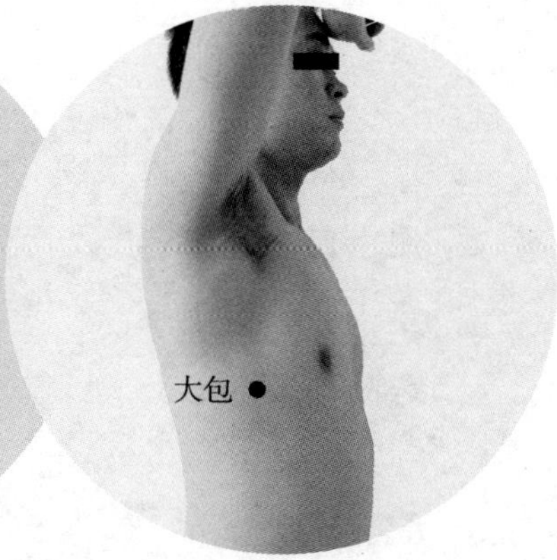

主治：胸胁痛、气喘、全身疼痛、四肢无力。

刺灸法：斜刺或向后平刺0.5~0.8寸，可灸。勿刺伤心脏。

穴位名称：天枢

在腹部，横平脐中，前正中线旁开2寸。

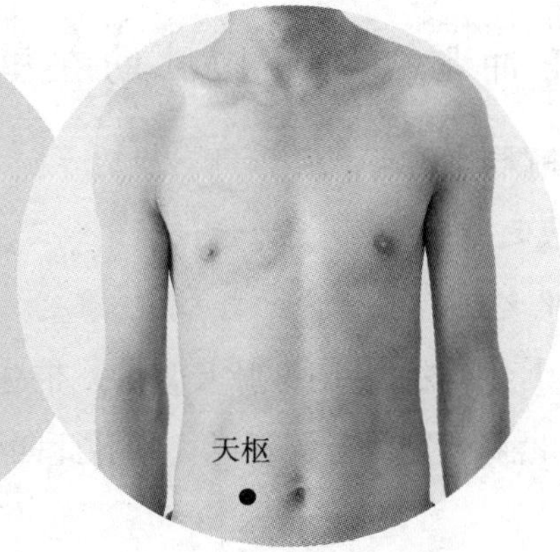

主治：腹痛、腹胀、痢疾、腹泻、便秘、月经不调、痛经等。

刺灸法：直刺1~1.5寸，可灸。

穴位名称：地机

在小腿内侧，阴陵泉下3寸，胫骨内侧缘后际。

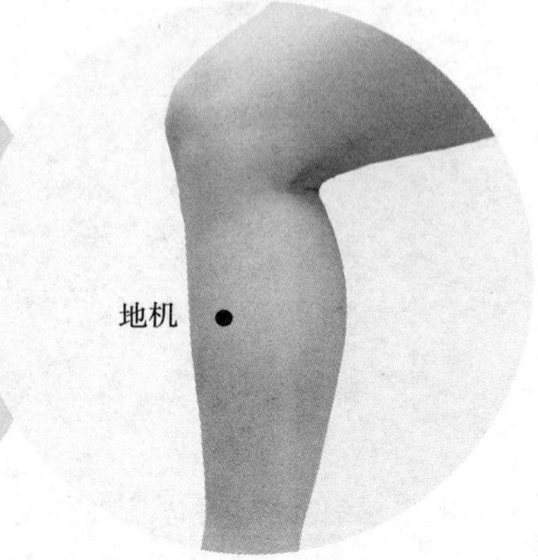

主治：腹痛、腹泻、月经不调、痛经、崩漏、小便不利、水肿。

刺灸法：直刺1~1.5寸，可灸。

yáng qiāo yáng wéi bìng dū dài zhǔ jiān bèi yāo tuǐ zài biǎo zhī bìng yīn
【原文】 阳跷阳维并督带，主肩背腰腿在表之病①；阴
qiāo yīn wéi rèn chōng mài qù xīn fù xié lèi zài lǐ zhī yí
跷阴维任冲脉，去心腹胁肋在里之疑②。

【词语解释】

① 在表之病：在体表的病证。

② 在里之疑：在体内的疾病。

【释义】 阳跷脉、阳维脉及督脉、带脉此四脉属阳，主要治疗肩背腰腿在表的疾病。阴跷脉、阴维脉、任脉、冲脉此四脉属阴，主治心腹胁肋在里的疾病。

èr líng èr qiāo èr jiāo sì xù ér jiāo wǔ dà liǎng jiān liǎng shāng
【原文】 二陵二跷二交①，似续而交五大②；两间两商
liǎng jǐng xiāng yī ér bié liǎng zhī
两井，相依而别两支③。

【词语解释】

① 二陵：指阳陵泉和阴陵泉。二跷：指阳跷脉（申脉）和阴跷脉（照海）。二交：指三阴交和阳交。

② 续：接续。五大：指五体（双手、双足和头部）。

③ 两支：指两臂。

【释义】 阳陵泉、阴陵泉、申脉、照海、三阴交、阳交，此六穴经气相递交接于两手、两足、头部。二间、三间、少商、商阳、天井、肩井，此六穴相邻分布在两臂。

【穴位详解】

穴位名称：阳陵泉

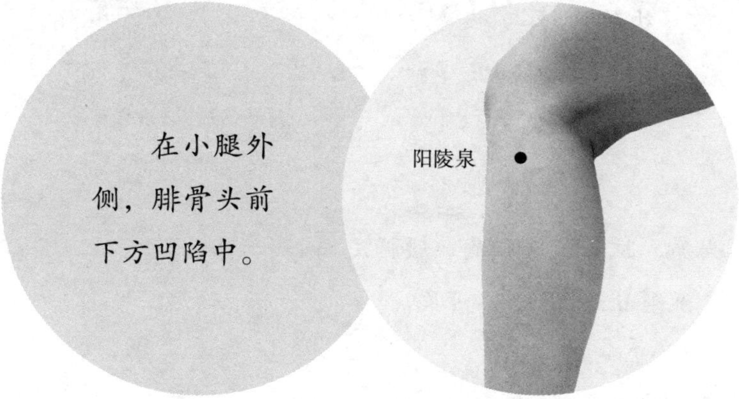

主治：胁痛，口苦，呕吐，吞酸，下肢痿痹、麻木，膝肿痛等。

刺灸法：直刺 1~1.5 寸，可灸。不宜大幅度提插、捻转。

穴位名称：阴陵泉

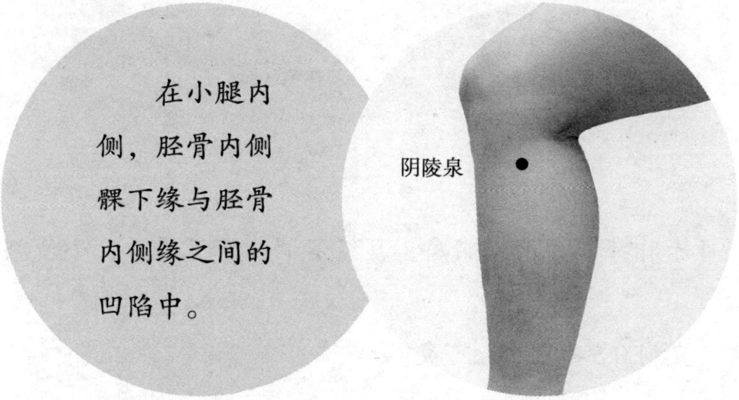

主治：腹痛、腹胀、腹泻、水肿、妇人阴中痛、痛经、小便不利或遗尿、遗精等。

刺灸法：直刺 1~2 寸，可灸。

穴位名称：申脉

在踝区，
外踝尖直下，
外踝下缘与跟
骨之间凹陷中。

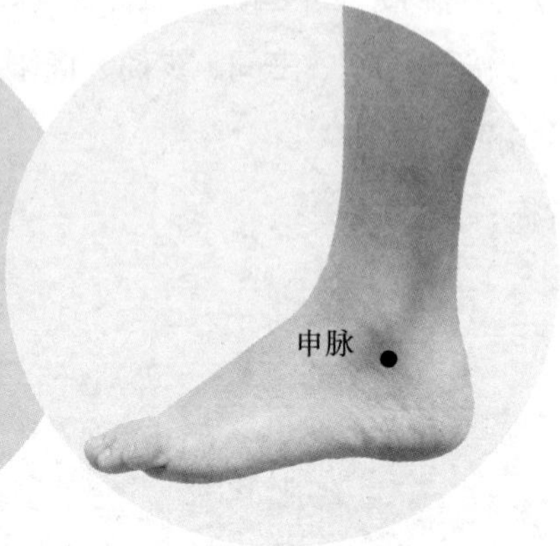

主治：头痛、眩晕、癫狂痫、腰腿足痛。

刺灸法：直刺 0.3~0.5 寸，可灸。

穴位名称：照海

在踝区，
内踝尖下 1
寸，内踝下缘
边际凹陷中。

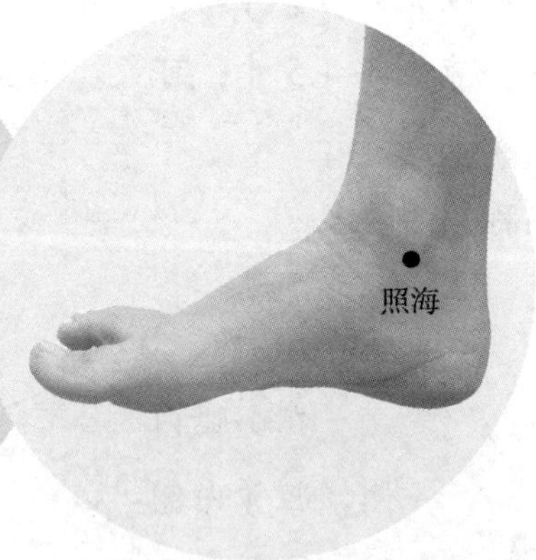

主治：目赤肿痛、咽干、咽痛、月经不调、带下异常、小便频数、癃闭、癫痫。

刺灸法：直刺 0.5~0.8 寸，可灸。

穴位名称：三阴交

在小腿内侧，内踝尖上3寸，胫骨内侧缘后际。

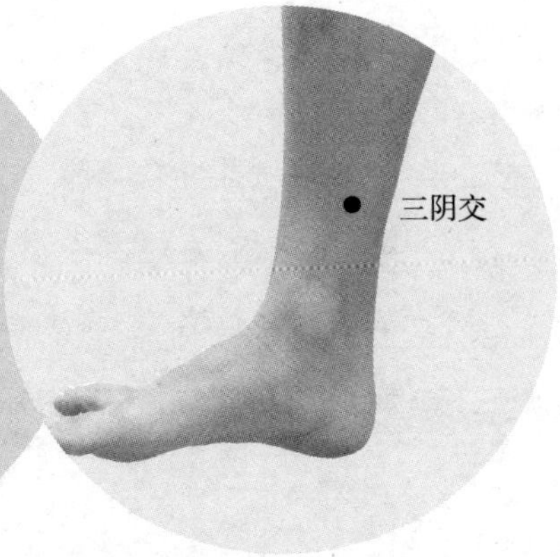

主治：月经不调、崩漏、带下异常、腹胀、腹泻、遗尿、下肢痿痹、阴虚诸证。

刺灸法：直刺1~1.5寸，可灸。孕妇禁针。

穴位名称：阳交

在小腿外侧，外踝尖上7寸，腓骨后缘。

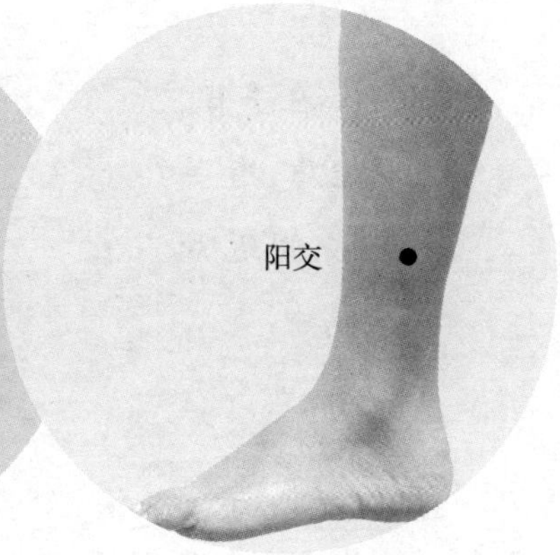

主治：胸胁满痛、瘛疭、癫狂、下肢痿痹。

刺灸法：直刺1~1.5寸，可灸。

穴位名称：二间

在手指，第2掌指关节桡侧远端赤白肉际处。

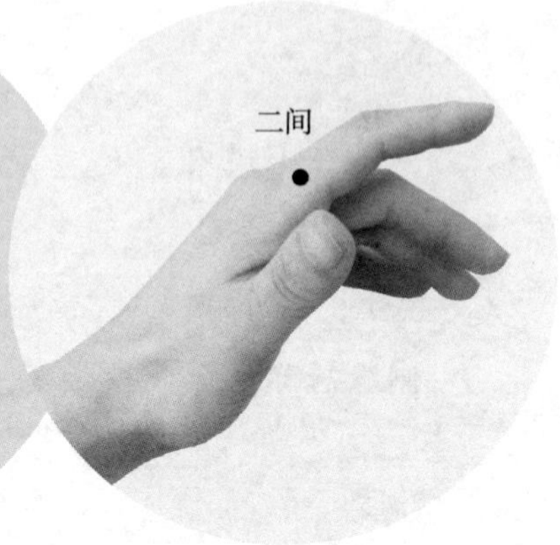

主治：齿痛、鼻衄、热病。

刺灸法：直刺 0.2~0.3 寸，可灸。

穴位名称：三间

在手背，第2掌指关节桡侧近端凹陷中。

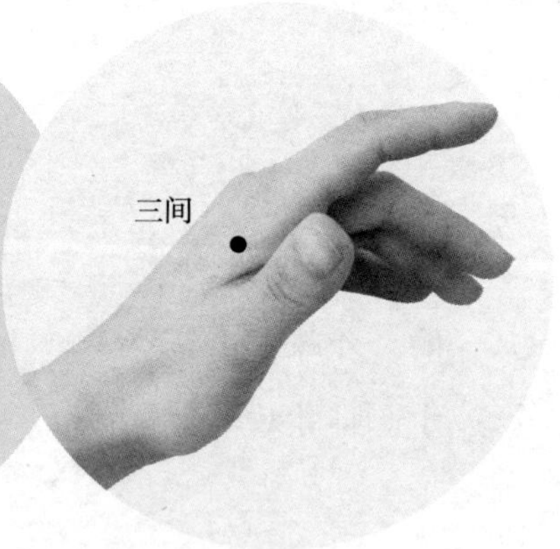

主治：齿痛、咽喉肿痛、腹胀、肠鸣、嗜睡。

刺灸法：直刺 0.3~0.5 寸，可灸。

穴位名称：少商

在手指，
拇指末节桡
侧，指甲根角
侧上方0.1寸。

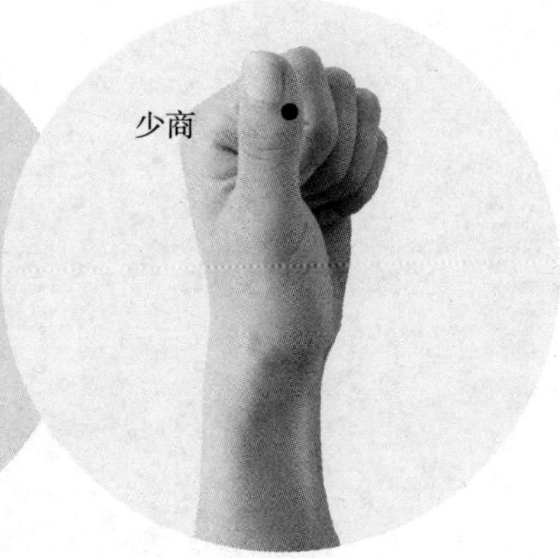

主治：咽部、鼻部、肺部病症。常用于咽喉肿痛，咳嗽，气喘，小儿惊风，癫狂，手指挛痛。

刺灸法：浅刺0.1寸，或点刺出血。

穴位名称：商阳

在手指，
食指末节桡
侧，指甲根角
侧上方0.1寸。

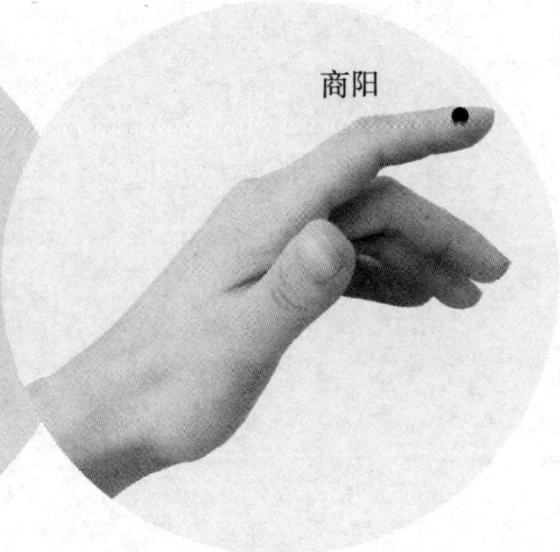

主治：咽喉肿痛、齿痛、热病、昏迷等。

刺灸法：浅刺0.1寸，或点刺出血。

穴位名称：天井

在肘后区，肘尖上1寸凹陷中。

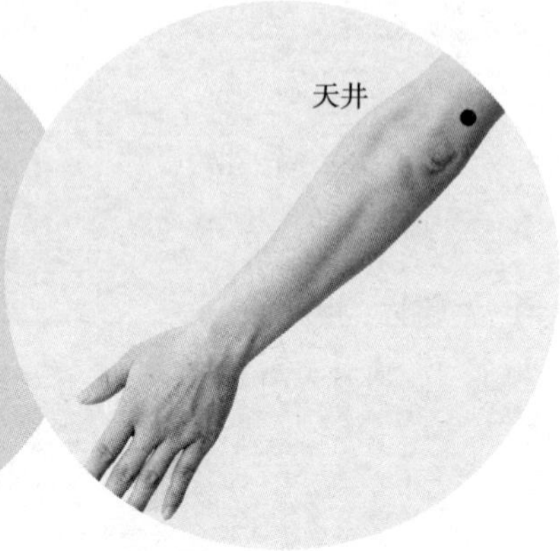

主治：耳聋、偏头痛、肘劳、癫痫、胸胁痛、瘰疬、颈项肩臂痛。
刺灸法：直刺0.5~1寸。

穴位名称：肩井

在肩胛区，第7颈椎棘突与肩峰最外侧点连线的中点。

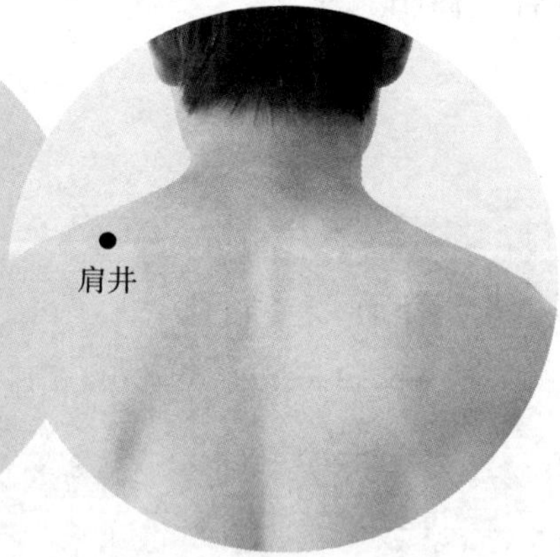

主治：颈项强痛、肩背痛、上肢不遂、瘰疬、难产、乳痈、乳汁不下。
刺灸法：直刺0.3~0.5寸。不可深刺，以免损伤肺尖引起气胸；孕妇禁针。

qǔ xué
取穴

【原文】 大抵取穴之法①，必有分寸②，先审自意③，次观肉分④。或伸屈而得之，或平直而安定⑤。

dà dǐ qǔ xué zhī fǎ, bì yǒu fēn cùn, xiān shěn zì yì, cì guān ròu fēn. huò shēn qū ér dé zhī, huò píng zhí ér ān dìng.

【词语解释】

① 大抵：大体说来。

② 必有分寸：必须要先知道同身寸。

③ 先审自意：施针医生要自己先明确患者患的何病，病在何经，应取何穴治疗。

④ 次观肉分：再根据患者筋骨长短，肌肉肥厚以度量取穴。

⑤ 平：指卧式。直：指坐式。安定：患者自然安定。

【释义】 取穴的方法，必须了解明白同身寸，首先要知道患者是何病、病属何经、应取何穴？根据患者筋骨长短、肌肉肥瘦度量取穴。针灸时根据取穴部位或伸或屈或卧或坐，在患者自然安定后再进行取穴。

【原文】 在阳部筋骨之侧，陷下为真①；在阴分郄腘之间，动脉相应②。取五穴用一穴而必端③；取三经用一经而可正④。

zài yáng bù jīn gǔ zhī cè, xiàn xià wéi zhēn; zài yīn fèn xì guó zhī jiān, dòng mài xiāng yìng. qǔ wǔ xué yòng yī xué ér bì duān; qǔ sān jīng yòng yī jīng ér kě zhèng.

【词语解释】

① 陷下为真：凹陷处是正确的穴位。

② 动脉相应：有脉搏跳动的位置。

③ 取五穴用一穴：取穴时参照周围的五个穴位来确定一个穴位。端：端正，正确。

④ 正：准确，正确。

【释义】 阳经取穴应在人体阳部筋骨旁，则凹陷处为正确位置。阴经取穴应在人体阴侧筋骨间隙、腘窝，应有动脉应指处为正确位置。取穴时相互参照周围五穴而定位一个穴位，则必然正确。取一条经脉上的经穴，须用相邻两经作比较就可以准确定穴。

tóu bù yǔ jiān bù xiáng fēn dū mài yǔ rèn mài yì dìng

【原文】 头部与肩部详分①，督脉与任脉易定②。

【词语解释】

① 详分：仔细分别。

② 易定：容易确定。

【释义】 头部与肩部的穴位数量较多应该详细区分取穴，督脉直行于背、任脉直行于腹，按照骨度分寸和椎骨间隙，容易确定穴位。

biāo běn lùn zhì

标本论治

míng biāo yǔ běn lùn cì shēn cì qiǎn zhī jīng zhù tòng yí téng

【原文】 明标与本，论刺深刺浅之经①；住痛移疼②，

qǔ xiāng jiāo xiāng guàn zhī jìng

取相交相贯之径③。

【词语解释】

①经：经络。

②住：停止，制止。相交相贯：行针手法。先以针左行左转，得九数；复以针右行右转得六数。

③径：途径，方法。

【释义】 临床针灸时，要知道经脉的标部和本部，施针时分别对经络进行深刺和浅刺；祛除疼痛，施针应行相交相贯的行针手法。

qǐ bù wén zàng fǔ bìng ér qiú mén hǎi shù mù zhī wēi

【原文】 岂不闻脏腑病①，而求门、海、俞、募之微②。

jīng luò zhì ér qiú yuán bié jiāo huì zhī dào

经络滞，而求原、别、交、会之道③。

【词语解释】

①闻：听说。岂不闻：难道你没听说。

②微：微妙、细小。

③道：方法。

【释义】 要知道临床诊治五脏六腑的病证时，要仔细触诊期门、章门、京门、气海、血海以及十二背俞穴、十二募穴的微妙细小变化。经络气血瘀滞不通，

针灸时应取经脉的原穴、络穴以及交会穴针刺治疗。

gèng qióng sì gēn sān jié yī biāo běn ér cì wú bù quán dàn yòng bā fǎ wǔ mén fēn zhǔ kè ér zhēn wú bù xiào

【原文】 更穷四根三结①，依标本而刺无不痊；但用八法五门②，分主客而针无不效③。

【词语解释】

① 四根：经气始发于四肢末端，称为“四根”。三结：经气结于头面、胸、腹三部，称为“三结”。

② 八法：迎随、呼吸、提插、捻转、开阖、疾徐等八种针法。五门：天干配合，分于五也。

③ 主客：主为正气；客为邪气。

【释义】 更加深入地研究经脉起始与终结的路线，再依据经脉之标本进行针刺治疗则疾无不愈；用针刺之八法，按时取穴，正气为主，邪气为客，先主后客，则针效良好。

bā mài shǐ zhōng lián bā huì běn shì jì gāng shí èr jīng luò shí èr yuán shì wéi shū yào

【原文】 八脉始终连八会①，本是纪纲②；十二经络十二原，是为枢要③。

【词语解释】

① 八脉：奇经八脉。任脉、督脉、冲脉、带脉、阴维、阳维、阴跷、阳跷。八会：八会穴。腑会、脏会、筋会、髓会、血会、骨会、脉会、气会。

② 纪纲：法度。

③ 枢要：门户之枢纽，经气运行的路径。

【释义】 八脉交会穴通于奇经八脉，相符而用，有一定不变的法度。十二经脉的十二原穴，是十二经脉之气的输注部位，也是气血运行的路径。

yī rì qǔ liù shí liù xué zhī fǎ fāng jiàn yōu wēi yī shí qǔ

【原文】 一日取六十六穴之法，方见幽微①；一时取

yī shí èr jīng zhī yuán　shǐ zhī yào miào
一十二经之原，始知要妙②。

【词语解释】

①幽微：深奥精微。

②妙：玄妙。

【释义】十二正经之气血在人体一日循环一周，此时按子午流注选取全身六十六个井、荥、输、原、经、合穴中的穴位针刺方法，才显示出针灸的深奥精微；按时辰取气血流注之经脉原穴进行针刺，才知子午流注法之玄妙。

bǔ xiè

补泻

yuán fú bǔ xiè zhī fǎ fēi hū xī ér zài shǒu zhǐ sù xiào zhī gōng

【原文】 原夫补泻之法，非呼吸而在手指①；速效之功，

yào jiāo zhèng ér shí běn jīng

要交正而识本经②。

【词语解释】

① 非：不仅。

② 交正：十二正经与其交经的表里配合。本经：即受病之经。

【释义】 补泻的针灸方法，不仅在于调整呼吸，更重要的在于针刺指法。针灸要取得快速的效果，不仅要知道本经脉的病证还要明白表里两经相应的道理。

jiāo jīng miù cì zuǒ yǒu bìng ér yòu pàn qǔ xiè luò yuǎn zhēn tóu

【原文】 交经缪刺①，左有病而右畔取；泻络远针，头

yǒu jí ér jiǎo shàng zhēn

有疾而脚上针。

【词语解释】

① 缪刺：刺络。左刺右、右刺左的方法。

【释义】 交经缪刺法，即左侧有病在右侧取相对应络脉，右侧有病取左侧相应的络脉。泻法可采用远部取穴，头上有病取足部穴位，上病下取。

jù cì yǔ miù cì gè yì wēi zhēn yǔ miào cì xiāng tōng

【原文】 巨刺与缪刺各异①，微针与妙刺相通。

【词语解释】

① 巨刺：刺经脉。

【释义】 刺经与刺络均是左病右刺、右病左刺，不同的是刺经深入于经，刺络浅刺在络；但毫针针刺经脉之法与刺络之法两者是相通的。

guān bù fēn ér zhī jīng luò zhī xū shí shì fú chén ér biàn zàng fǔ zhī
【原文】 观部分而知经络之虚实①，视浮沉而辨脏腑之
hán wēn
寒温②。

【词语解释】

① 部分：指天、人、地三部。

② 视浮沉：观察脉象的浮沉迟数。

【释义】 针刺入穴以天、人、地三部进针，观察在何部得气，则知经络之虚实。诊察脉象的浮沉迟数，则可分辨出脏腑的寒热之证。

zhì liáo

治疗

qiě fú xiān lìng zhēn yào ér lǜ zhēn sǔn cì cáng kǒu nèi ér

【原文】 且夫先令针耀①，而虑针损②；次藏口内，而

yù zhēn wēn mù wú wài shì shǒu rú wò hǔ xīn wú nèi mù rú dài guì rén

欲针温。目无外视，手如握虎③；心无内慕④，如待贵人。

【词语解释】

① 耀：光耀，光亮。

② 针损：检查针具是否损坏。

③ 手如握虎：下针时像手握虎符一样谨慎。

④ 心无内慕：心无杂念。

【释义】 下针时要先让针光耀，检查针具是否缺损；然后将针含于口内，使针温暖。下针时医者要集中思想，全神贯注，如手握虎符般沉着；心无杂念，如等待尊贵的客人。

zuǒ shǒu zhòng ér duō àn yù lìng qì sàn yòu shǒu qīng ér xú rù

【原文】 左手重而多按，欲令气散①；右手轻而徐入，

bù tòng zhī yīn

不痛之因②。

【词语解释】

① 散：散开。

② 因：原因。

【释义】 下针时，先用左手重按穴位，以令其气散。右手持针轻缓地刺入穴位，这是针刺不痛的原因。

kōng xīn kǒng qiè zhí lì cè ér duō yūn bèi mù chén qiā zuò
【原文】 空心恐怯①，直立侧而多晕；背目沉掐②，坐
wò píng ér mò hūn
卧平而没昏。

【词语解释】

① 空心：指空腹，未吃饭。

② 背目：不让病人看针刺之处。

【释义】 患者饥饿或恐惧时，无论直立位或侧卧位针刺时都易发生晕针。针刺时勿令患者看所针之处，用手重切穴位，患者坐位、卧位都不易发生晕针。

tuī yú shí gàn shí biàn zhī kǒng xué zhī kāi hé lùn qí wǔ xíng wǔ
【原文】 推于十干十变①，知孔穴之开阖②；论其五行五
zàng chá rì shí zhī wàng shuāi
脏，察日时之旺衰③。

【词语解释】

① 推：推算。

② 知：知道，懂得。

③ 察时日：观察行针当日五行的生克衰旺关系。

【释义】 根据天干推算出气血流注的变化，气血至孔穴开，气血退孔穴阖；当日时五脏与五行相生则旺，五脏与五行相克则衰。

tè dìng xué wèi
特定穴位

【原文】 伏如横弩①，应若发机②。
(fú rú héng nǔ ... yìng ruò fā jī)

【词语解释】

① 伏如横弩：用针刺穴，如弩之视正而发矢。

② 应若发机：取其捷效，如射之中的也。

【释义】 针刺时如手持弓弩找准穴位视正而发，疗效快捷显著如矢之中也。

【原文】 阴交阳别而定血晕①，阴跷阳维而下胎衣②。
(yīn jiāo yáng bié ér dìng xuè yūn ... yīn qiāo yáng wéi ér xià tāi yī)

【词语解释】

① 阴交：指三阴交穴与阴交穴。阳别：指三焦经原穴阳池穴。定血晕：治愈妇人血晕。

② 阴跷：指照海穴。阳维：指外关穴。下胎衣：使胎衣排出。

【释义】 三阴交、阴交穴和三焦经原穴阳池穴可治疗妇人血晕。照海、外关二穴能下产妇之胎衣。

【穴位详解】

穴位名称：三阴交

在小腿内侧，内踝尖上3寸，胫骨内侧缘后际。

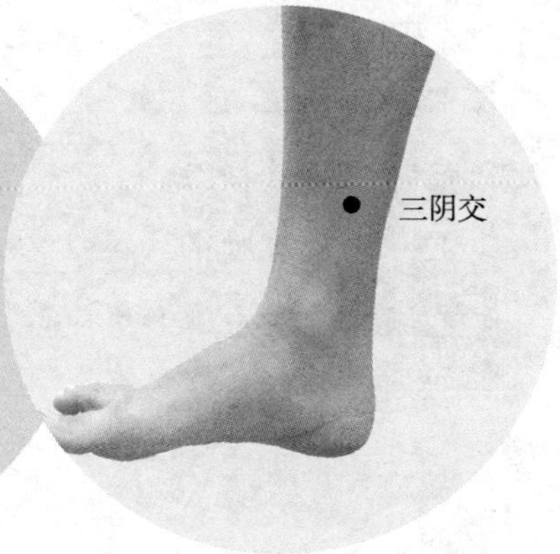

主治：月经不调、崩漏、带下、腹胀、腹泻、遗尿、下肢痿痹、阴虚诸证。

刺灸法：直刺1~1.5寸，可灸。孕妇禁针。

穴位名称：阴交

在下腹部，脐中下1寸，前正中线上。

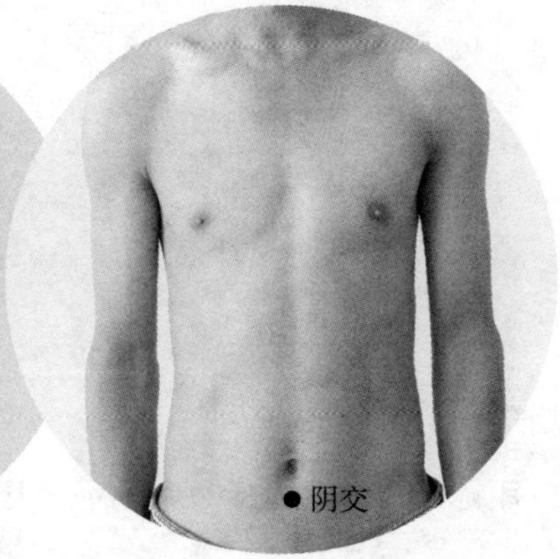

主治：疝气、腹痛、月经不调、带下、不孕、产后诸症、水肿、小便不利。

刺灸法：直刺1~1.5寸，孕妇慎用。

穴位名称：阳池

在腕后区，腕背侧远端横纹上，指伸肌腱的尺侧缘凹陷中。

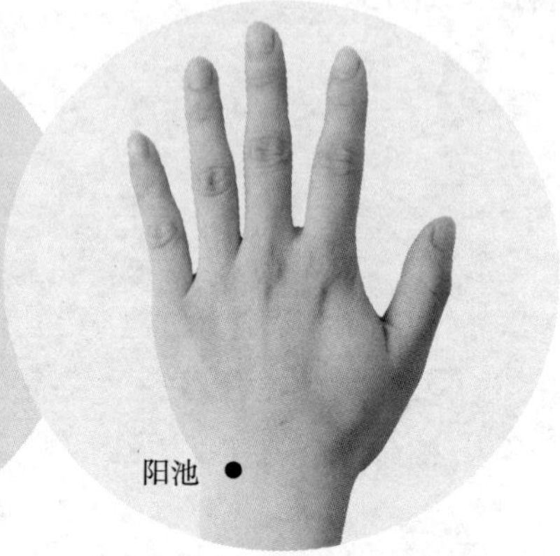

主治：妇人血晕、手腕痛、肩臂痛、口干。

刺灸法：直刺 0.3~0.5 寸，可灸。

穴位名称：照海

在踝区，内踝尖下 1 寸，内踝下缘边际凹陷中。

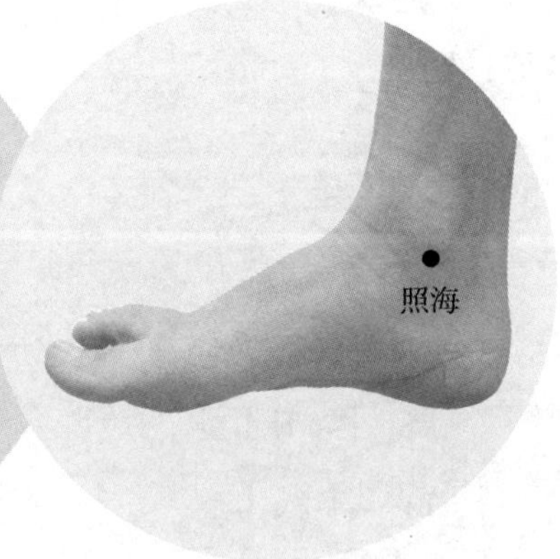

主治：目赤肿痛、咽干、咽痛、月经不调、带下、小便频数、癃闭、癫痫。

刺灸法：直刺 0.5~0.8 寸，可灸。

穴位名称：外关

在前臂后区，腕背侧远端横纹上2寸，尺骨与桡骨间隙中点。

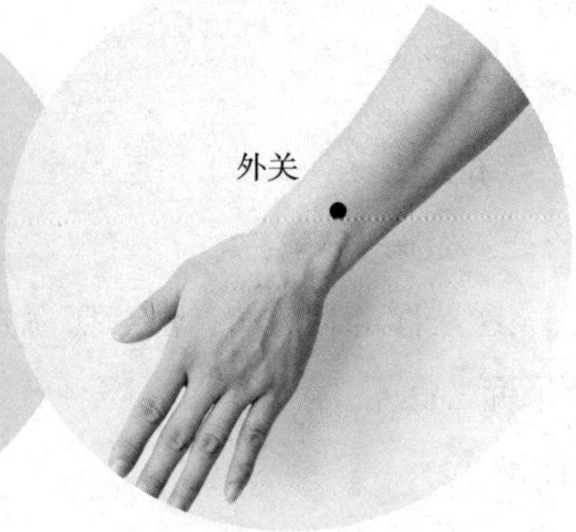

主治：耳鸣、耳聋、胁肋痛、上肢痿痹、头痛、瘰疬、热病。

刺灸法：直刺0.5~1寸。

bì jué piān kū yíng suí bǐ jīng luò jiē xù lòu bēng dài xià wēn bǔ shǐ qì xuè yī guī

【原文】 痹厥偏枯①，迎随俾经络接续②；漏崩带下，温补使气血依归③。

【词语解释】

① 痹厥：四肢厥冷麻痹。偏枯：中风，半身不遂。

② 俾：使。接续：气血贯通。

③ 依归：气血归顺经脉。

【释义】 四肢厥冷麻痹、中风半身不遂的病症，以迎随补泻之法使经络气血接续贯通。妇人的崩漏带下之疾，采用温针或灸法以固摄、温补气血，可以促使气血归经。

jìng yǐ jiǔ liú tíng zhēn dài zhī

【原文】 静以久留，停针待之。

【释义】 针灸治疗上述疾病要留针较长的时间，以待正气恢复。

【原文】 bì zhǔn zhě qǔ zhào hǎi zhì hóu zhōng zhī bì sè duān dì chù
必准者①，取照海治喉中之闭塞；端的处②，
yòng dà zhōng zhì xīn nèi zhī dāi chī
用大钟治心内之呆痴。

【词语解释】

① 准者：有效。

② 端的处：最好的治法。

【释义】 这是肯定有效的针法，照海穴可治疗喉中闭塞之症，大钟穴可治疗心神失常及呆痴之症。

【穴位详解】

穴位名称：照海

在踝区，内踝尖下1寸，内踝下缘边际凹陷中。

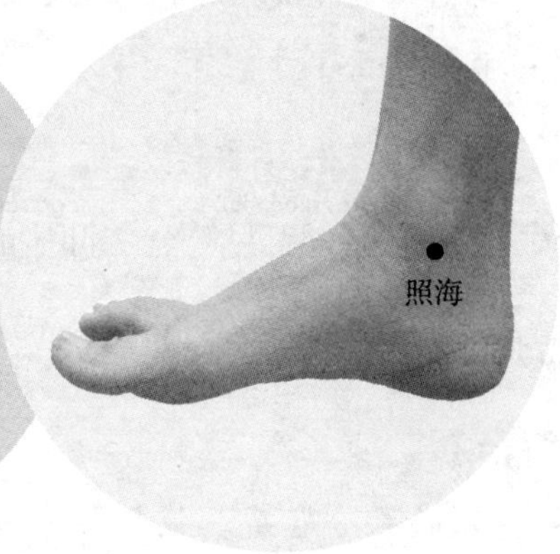

主治：目赤肿痛、咽干、咽痛、月经不调、带下异常、小便频数、癃闭、癫痫。

刺灸法：直刺0.5~0.8寸，可灸。

穴位名称：大钟

在踝区，内踝后下方，跟骨上缘，跟腱附着部前缘凹陷中。

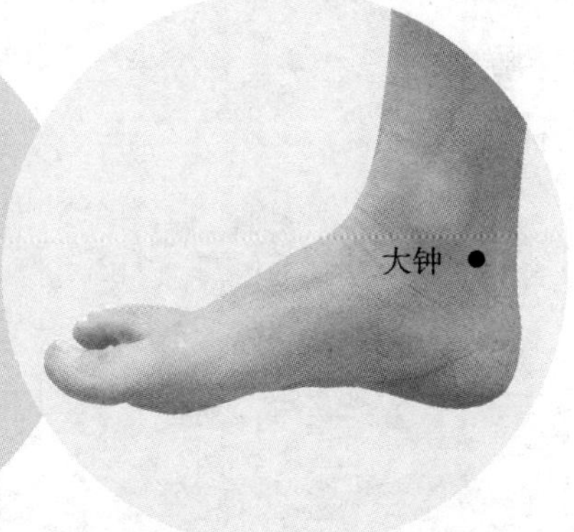

主治：痴呆、腰脊强痛、癃闭、便秘、咯血、气喘、足跟痛、心烦。

刺灸法：直刺 0.3~0.5 寸，可灸。

dà dǐ téng tòng shí xiè má yǎng xū bǔ

【原文】 大抵疼痛实泻，麻痒虚补。

【释义】 一般痛证属实证，宜用泻法治疗，痒麻不仁多属虚证宜用补法。

tǐ zhòng jié tòng ér shù jū xīn xià pǐ mǎn ér jǐng zhǔ

【原文】 体重节痛而俞居①，心下痞满而井主②。

【词语解释】

① 俞：同"输"，指五输穴中的"输穴"。

② 心下痞满：证名。胸脘部痞塞胀满的证候。见《脾胃论》卷下。

【释义】 五输穴中的输穴主治体重节痛，井穴主治心下痞满。

xīn zhàng yān tòng zhēn tài chōng ér bì chú pí lěng wèi téng xiè gōng sūn ér lì yù xiōng mǎn fù tòng cì nèi guān xié téng lèi tòng zhēn fēi hǔ

【原文】 心胀咽痛，针太冲而必除；脾冷胃疼，泻公孙而立愈。胸满腹痛刺内关，胁疼肋痛针飞虎①。

【词语解释】

① 飞虎：支沟穴。

【释义】 心胁部胀满疼痛、咽喉肿痛，针刺太冲穴则病除；脾阳虚致胃脘痛，针刺公孙穴则速愈。胸满腹痛不适，可针刺内关穴；胁肋部疼痛，可针刺支沟穴。

【穴位详解】

穴位名称：太冲

在足背，第1、2跖骨间，跖骨底结合部前方凹陷中，或触及动脉搏动。

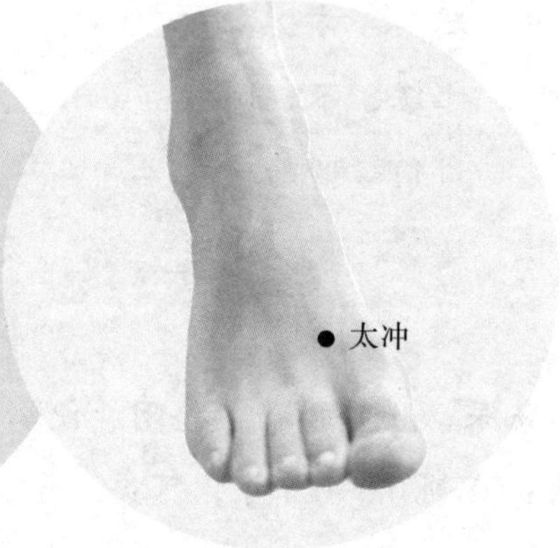

主治：癃闭、遗尿、月经不调、黄疸、胁痛、小儿惊风、目赤肿痛、咽痛、下肢痿痹等。

刺灸法：直刺 0.5~1 寸。

穴位名称：公孙

在跖区，第1跖骨底的前下缘赤白肉际处。

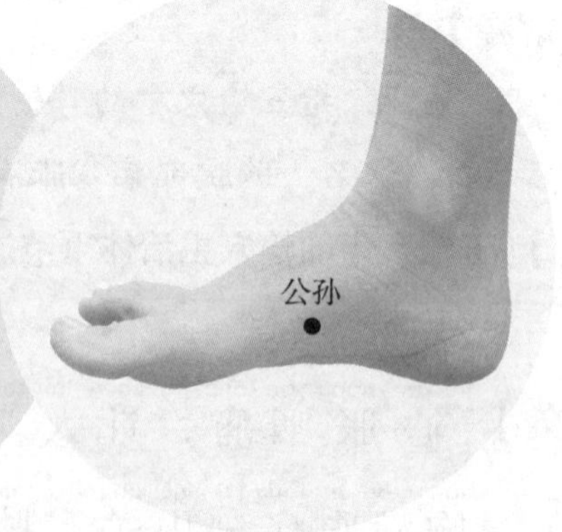

主治：胃痛、腹痛、腹胀、呕吐、腹泻、心烦等。

刺灸法：直刺 0.6~1.2 寸，可灸。

穴位名称：内关

在前臂前区，腕掌侧远端横纹上2寸，掌长肌腱与桡侧腕屈肌腱之间。

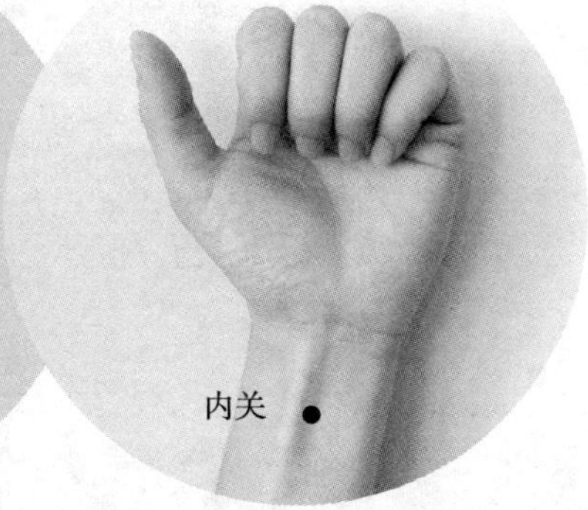

主治：心痛、胸闷、胃痛、呕吐、癫狂痫、上肢挛痛等。

刺灸法：直刺0.5~1寸，可灸。

穴位名称：支沟

在前臂后区，腕背侧远端横纹上3寸，尺骨与桡骨间隙中点。

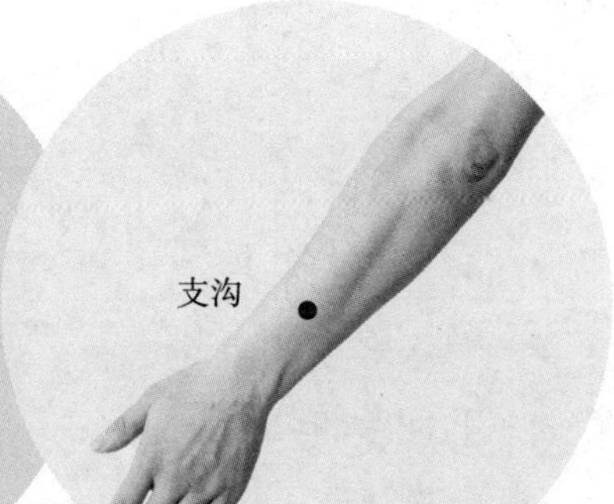

主治：耳鸣、耳聋、暴喑、瘰疬、胁肋痛、便秘、热病。

刺灸法：直刺0.5~1寸，可灸。

jīn luán gǔ tòng ér bǔ hún mén tǐ rè láo sòu ér xiè pò hù

【原文】 筋挛骨痛而补魂门，体热劳嗽而泻魄户。

【释义】 筋脉挛痛、骨痛取魂门穴行针刺补法，体热虚劳咳嗽取魄户穴行针刺泻法。

【穴位详解】

穴位名称：魂门

在脊柱区，第9胸椎棘突下，后正中线旁开3寸。

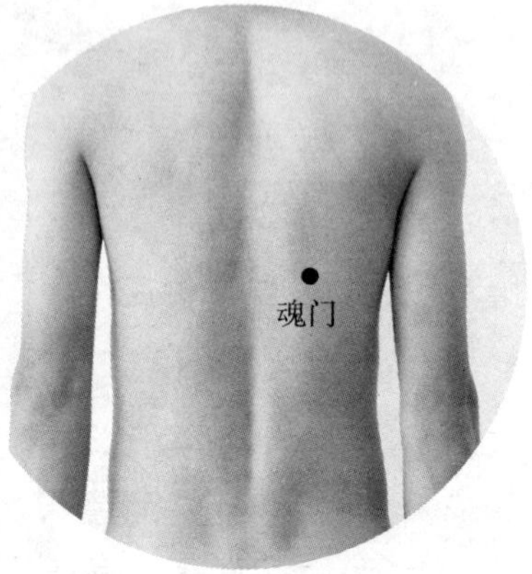

主治：胸胁痛、背痛、呕吐、腹泻。

刺灸法：斜刺0.5~0.8寸，可灸。

穴位名称：魄户

在脊柱区，第3胸椎棘突下，后正中线旁开3寸。

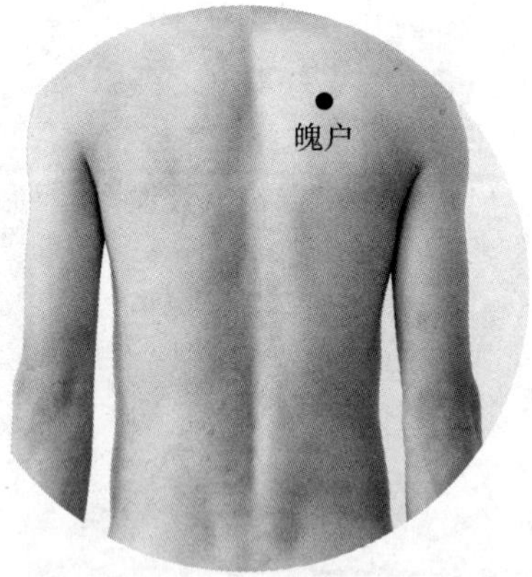

主治：肺痨、咳嗽、气喘、项强、肩背痛。

刺灸法：斜刺0.5~0.8寸，可灸。

tóu fēng tóu tòng, cì shēn mài yǔ jīn mén; yǎn yǎng yǎn tòng, xiè guāng míng yǔ dì wǔ.

【原文】 头风头痛，刺申脉与金门；眼痒眼痛，泻光明与地五。

【释义】头风头痛可针刺申脉穴和金门穴；眼痒眼痛取光明穴和地五会穴行针刺泻法。

【穴位详解】

穴位名称：申脉

在踝区，外踝尖直下，外踝下缘与跟骨之间凹陷中。

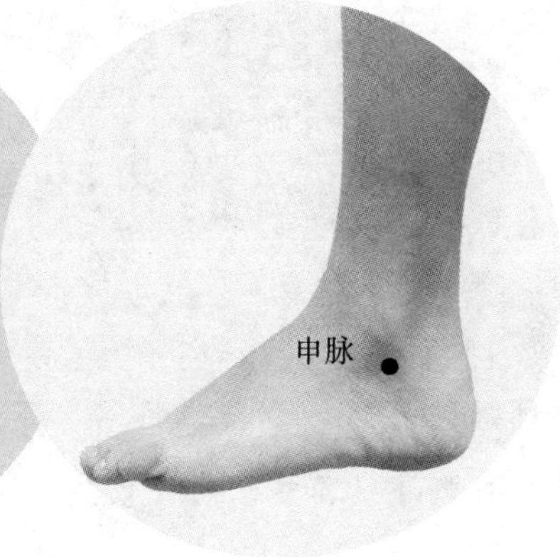

主治：头痛、眩晕、癫狂痫、腰腿脚痛。

刺灸法：直刺 0.3~0.5 寸，可灸。

穴位名称：金门

在足背，外踝前缘直下，第 5 跖骨粗隆后方，骰骨下缘凹陷中。

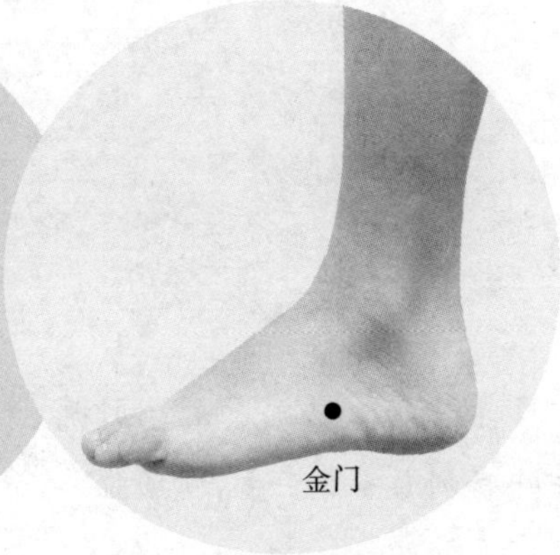

主治：头痛、腰痛、下肢痿痹、外踝痛、癫痫、小儿惊风。

刺灸法：直刺 0.3~0.5 寸，可灸。

穴位名称：光明

在小腿外侧，外踝尖上5寸，腓骨前缘。

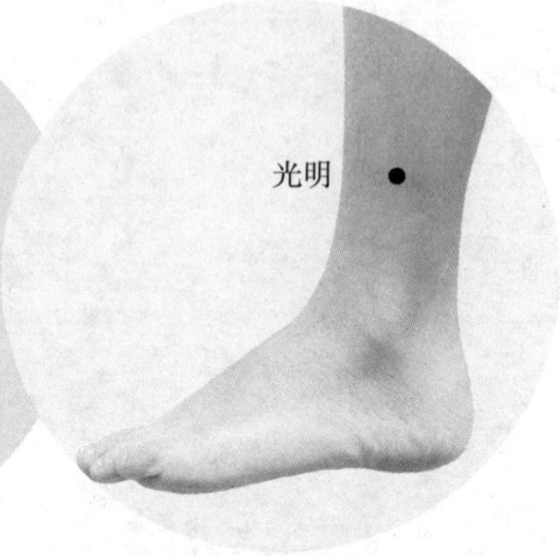

主治：目痛、夜盲、近视、目翳、下肢痿痹等。

刺灸法：直刺1~1.5寸，可灸。

穴位名称：地五会

在足背，第4、5跖骨间，第4跖趾关节近端凹陷中。

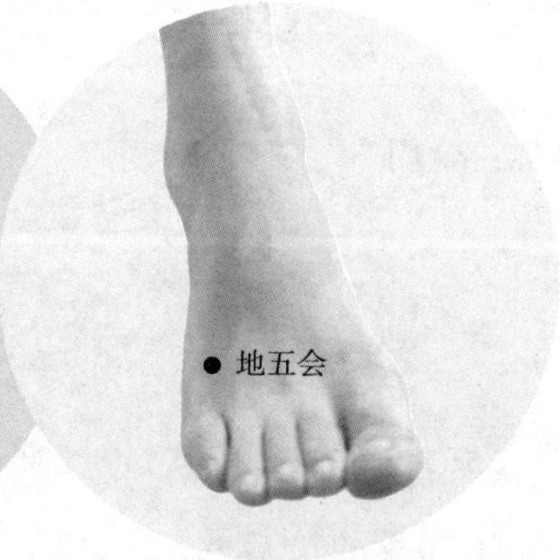

主治：目赤肿痛、胁痛、足跗肿痛、耳鸣、耳聋、乳痈。

刺灸法：直刺0.3~0.5寸。

xiè yīn xì zhǐ dào hàn zhì xiǎo ér gǔ zhēng cì piān lì lì xiǎo biàn
【原文】 泻阴郄止盗汗，治小儿骨蒸；刺偏历利小便，
yī dà rén shuǐ gǔ zhòng fēng huán tiào ér yí cì xū sǔn tiān shū ér kě qǔ
医大人水蛊；中风环跳而宜刺，虚损天枢而可取。

【释义】 治疗盗汗和小儿骨蒸潮热取阴郄穴行针刺泻法。针刺偏历穴有利小便而治疗腹水的作用。治疗中风半身不遂可取环跳穴针刺，虚损诸症可取天枢穴治疗。

【穴位详解】

穴位名称：阴郄

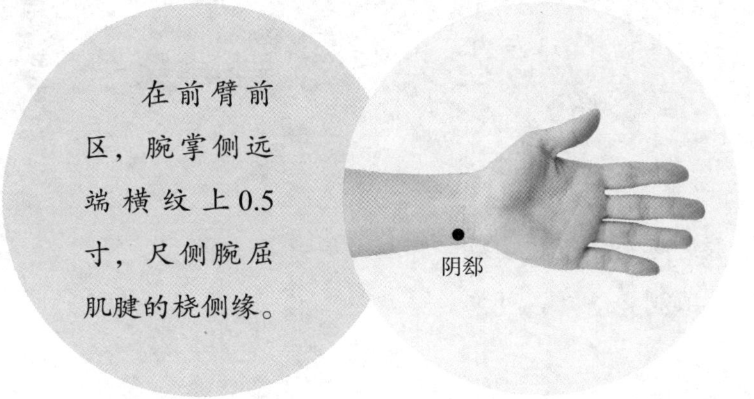

主治：心痛、心悸、吐血、衄血、骨蒸盗汗。

刺灸法：直刺0.3~0.5寸，可灸。

穴位名称：偏历

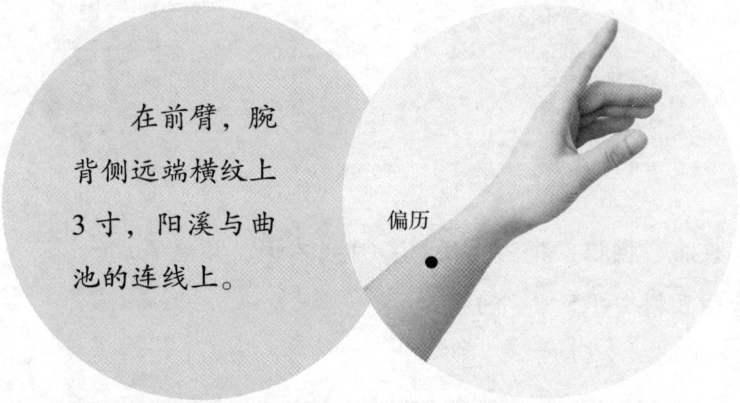

主治：鼻衄、耳鸣、水肿、小便不利、手臂酸痛。

刺灸法：直刺或斜刺0.5~0.8寸，可灸。

穴位名称：环跳

在臀区，股骨大转子最凸点与骶管裂孔连线的外1/3与内2/3交点处。

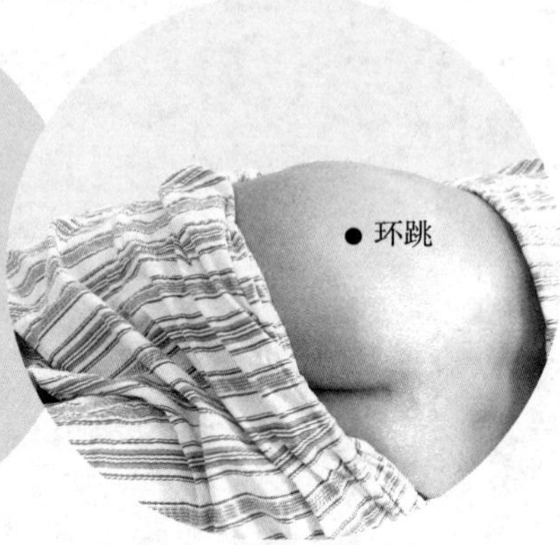

主治：腰胯疼痛，下肢痿痹、麻木，半身不遂等。
刺灸法：直刺2~3寸，可灸。

穴位名称：天枢

在腹部，横平脐中，前正中线旁开2寸。

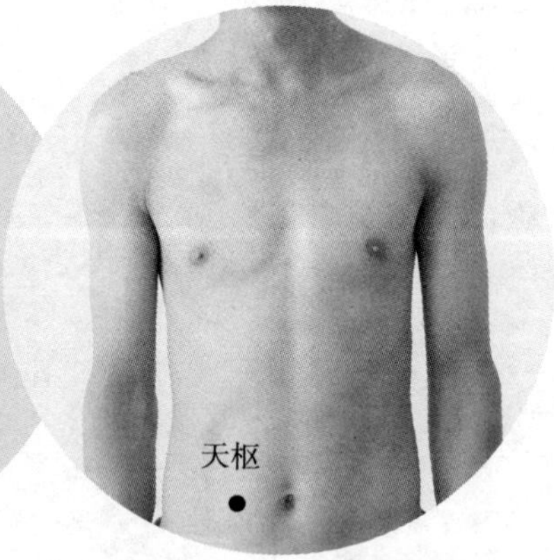

主治：腹痛、腹胀、腹泻、便秘、月经不调、痛经等。
刺灸法：直刺1~1.5寸，可灸。

yóu shì wǔ qián mǎo hòu tài yīn shēng ér jí wēn lí zuǒ xī nán yuè shuò sǐ ér sù lěng

【原文】 由是午前卯后①，太阴生而疾温②；离左西南③，月朔死而速冷④。

【词语解释】

① 午前卯后："午前"指"巳"时，"卯后"指"辰"时。从"辰"到"巳"，为每天上午的 7~11 时。

② 疾温：补法。

③ 离左酉南：离左指午后。酉南即酉时以前，为每天下午的 5 时之前。

④ 速冷：用泻法。

【释义】 每日午前辰时、巳时，此时如上半月之月亮，人之气血由虚转实，应顺其势用补法而不用泻法。每日午后酉时以前，人之气血如下半月之月亮，由实转虚，应顺其势用泻法而不用补法。

【原文】 循(xún)扪(mén)弹(tán)努(nǔ)，留(liú)吸(xī)母(mǔ)而(ér)坚(jiān)长(cháng)；爪(zhǎo)下(xià)伸(shēn)提(tí)，疾(jí)呼(hū)子(zǐ)而(ér)嘘(xū)短(duǎn)。

【释义】 针刺之后采用循法、扪法、轻弹法、吸气时留针、选母穴补法都可补虚；重提、疾去针、选子穴泻法、呼气时快速出针皆可泻实。

【原文】 动(dòng)退(tuì)空(kōng)歇(xiē)，迎(yíng)夺(duó)右(yòu)而(ér)泻(xiè)凉(liáng)；推(tuī)内(nèi)进(jìn)搓(cuō)，随(suí)济(jì)左(zuǒ)而(ér)补(bǔ)暖(nuǎn)。

【释义】 针摇动而退，撒手而停针，迎经脉流注顺序而刺，向右捻针皆为泻法，可退热；针刺入针时如搓线之状，慢慢转针，顺经脉流注顺序而刺，向左捻针皆为补法，可助阳祛寒。

jìn zhēn

禁针

shèn zhī dà fán wēi jí sè mài bù shùn ér mò zhēn hán rè fēng

【原文】 慎之！大凡危疾，色脉不顺而莫针①；寒热风

yīn jī bǎo zuì láo ér qiè jì

阴②，饥饱醉劳而切忌。

【词语解释】

① 色脉不顺：形色与脉象不一致。

② 寒热风阴：气候的寒热、大风、阴雨等变化。

【释义】 谨慎！凡是危重病人，形色脉象相逆者不可草率入针；天气大寒、大热、大风、阴雨，病人大饥、大饱、大醉、大劳，凡此之类，切忌用针。

wàng bù bǔ ér huì bù xiè xuán bù duó ér shuò bù jì jīng qí

【原文】 望不补而晦不泻①，弦不夺而朔不济②；精其

xīn ér qióng qí fǎ wú jiǔ ài ér huài qí pí zhèng qí lǐ ér qiú qí yuán miǎn tóu zhēn

心而穷其法，无灸艾而坏其皮；正其理而求其原，免投针

ér shī qí wèi

而失其位。

【词语解释】

① 望：每月十五日。晦：每月三十日。

② 弦：上弦（初七或初八），下弦（廿二或廿三）。夺：针灸泻法。朔：每月初一。济：针灸补法。

【释义】 每月十五日不宜用补法，每月三十日不宜采用泻法，上弦月、下弦月皆不宜用泻法，每月初一日不宜用补法；专心研究并掌握各种灸法，勿灸坏患者皮肤肌肉，造成坏病。认真研究针道之理，仔细诊察疾病病因，以避免针刺的

穴位不准确。

【原文】 避灸处而加四肢[①]，四十有九；禁刺处而除六腧[②]，二十有二。

（bì jiǔ chù ér jiā sì zhī，sì shí yǒu jiǔ；jìn cì chù ér chú liù shù，èr shí yǒu èr）

【词语解释】

①避灸处：禁用灸法的穴位。

②腧：通“俞”。指背俞穴。

【释义】 禁灸的穴位加上四肢之井穴共有四十九穴；禁刺的穴位除肺、心、膈、肝、脾、肾俞外还有二十二个穴位。

zhēn jiǔ yī àn

针灸医案

yì yòu wén gāo huáng bào jí wèi chài lǐ shì cì jù què ér hòu
【原文】 抑又闻高皇抱疾未瘥①，李氏刺巨阙而后
sū tài zǐ bào sǐ wéi jué yuè rén zhēn wéi huì ér fù xǐng jiān jǐng qǔ chí zhēn
苏②；太子暴死为厥，越人针维会而复醒③。肩井曲池，甄
quán cì bì tòng ér fù shè xuán zhōng huán tiào huà tuó cì bì zú ér lì xíng qiū fū
权刺臂痛而复射④；悬钟环跳，华佗刺躄足而立行。秋夫
zhēn yāo shù ér guǐ miǎn chén kē wáng zuǎn zhēn jiāo shù ér yāo jīng lì chū qǔ gān shù yǔ
针腰俞而鬼免沉疴⑤；王纂针交俞而妖精立出。取肝俞与
mìng mén shǐ gǔ shì shì qiū háo zhī mò cì shào yáng yǔ jiāo bié bǐ lóng fū tīng xià
命门，使瞽士视秋毫之末⑥；刺少阳与交别，俾聋夫听夏
ruì zhī shēng
蚋之声⑦。

【词语解释】

① 瘥：痊愈。

② 李氏：指李修，南北朝北魏医家，御医。

③ 越人：指扁鹊。

④ 复射：又可以挽弓射箭。

⑤ 腰俞：肾俞穴。沉疴：久病痼疾。

⑥ 瞽：盲。秋毫之末：指秋天野兽新长出的毫毛尖端。

⑦ 俾：使。夏蚋：夏天的虫叫。

【释义】 听闻北魏高祖皇帝重病，李修御医刺心之募穴巨阙后复苏；扁鹊过虢国，见太子患尸厥而针刺百会穴使太子苏醒。鲁州刺史库狄臂痛，甄权刺肩井和曲池穴后即能挽弓射箭。华佗刺悬钟和环跳穴使下肢瘫痪、跛足之人即刻能行走。南宋的徐秋夫，夜闻鬼求治腰痛，便针肾俞穴，治好了鬼的痼疾。宋代王纂

针刺治疗被狐所惑之女的精神病，下针妖精即逃，该女病愈。针刺肝俞和艾灸命门穴，使盲者复明；刺少阳经听会、阳池穴，使聋人复聪。

【穴位详解】

穴位名称：巨阙

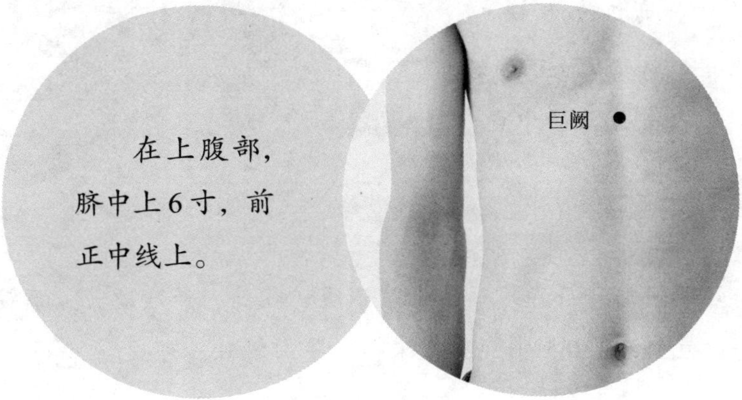

主治：胸痛、心悸、呕吐、吞酸、癫狂痫。

刺灸法：向下斜刺 0.5~1 寸，不可深刺，可灸。

穴位名称：百会

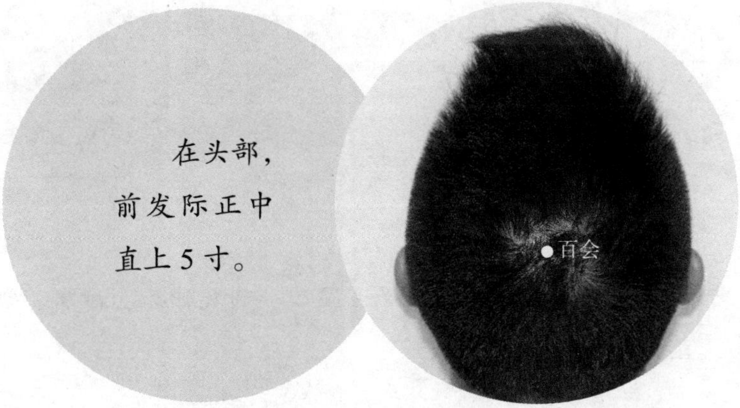

主治：头痛、眩晕、耳鸣、中风、神昏、脱肛、子宫脱垂等。

刺灸法：平刺 0.5~0.8 寸，可灸。

穴位名称：肩井

在肩胛区，第7颈椎棘突与肩峰最外侧点连线的中点。

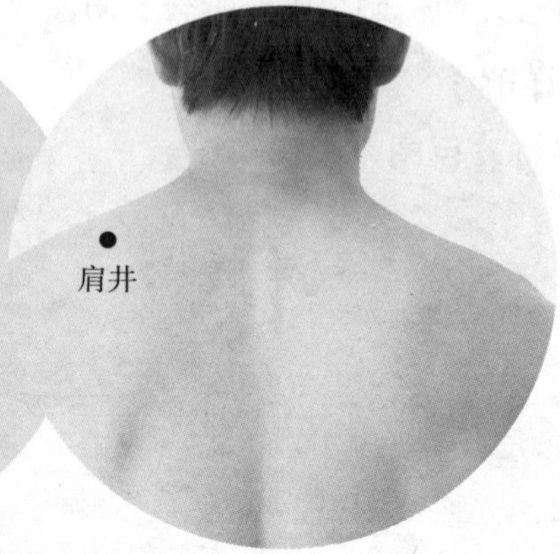

主治：颈项强痛、肩背疼痛、上肢不遂、乳痈、产后缺乳、瘰疬。

刺灸法：直刺0.3~0.5寸，不可深刺，孕妇禁针，可灸。

穴位名称：曲池

在肘区，尺泽与肱骨外上髁连线的中点处。

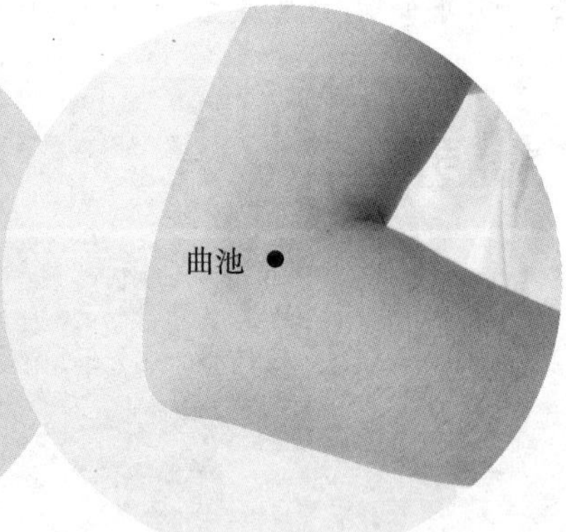

主治：手臂痹痛、上肢不遂、瘾疹、湿疹、咽喉肿痛、齿痛、热病。

刺灸法：直刺1~1.5寸，可灸。

穴位名称：悬钟

在小腿外侧，外踝尖上3寸，腓骨前缘。

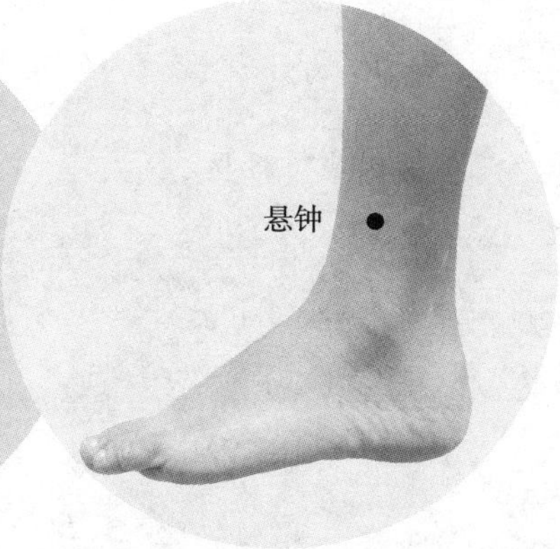

主治：痴呆、中风、颈项强痛、胸胁满痛、下肢痿痹。

刺灸法：直刺0.5~0.8寸，可灸。

穴位名称：环跳

在臀区，股骨大转子最凸点与骶管裂孔连线的外1/3与内2/3交点处。

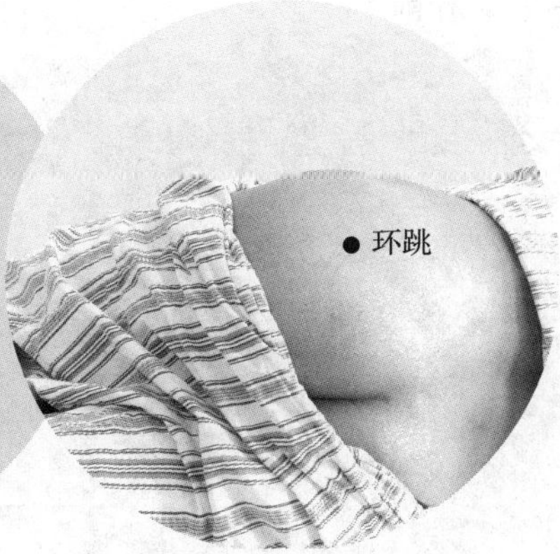

主治：腰胯疼痛，下肢痿痹、麻木，半身不遂等。

刺灸法：直刺2~3寸，可灸。

穴位名称：肾俞

在脊柱区，第2腰椎棘突下，后正中线旁开1.5寸。

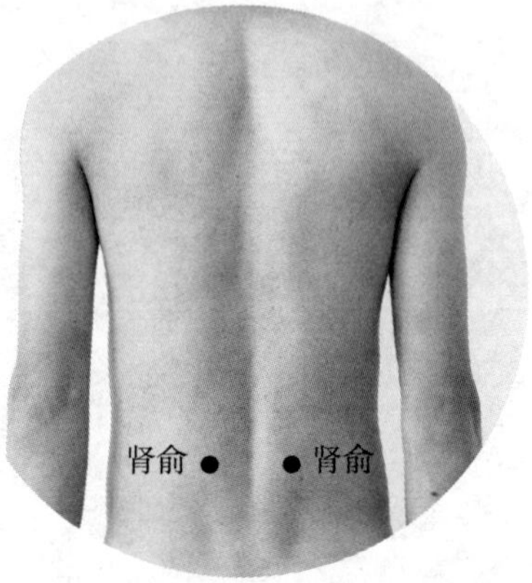

主治：头晕、耳鸣、耳聋、腰痛、遗尿、遗精、阳痿、月经不调、带下等。

刺灸法：直刺0.5~1寸，可灸。

穴位名称：肝俞

在脊柱区，第9胸椎棘突下，后正中线旁开1.5寸。

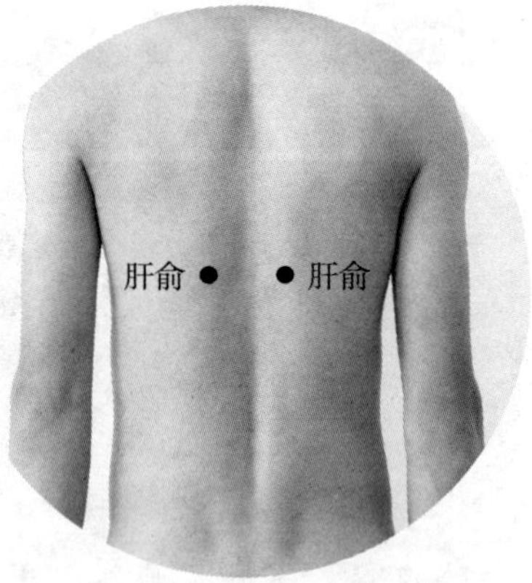

主治：胁痛、黄疸、目赤、视物不清、癫狂、脊背痛。

刺灸法：斜刺0.5~0.8寸，可灸。

穴位名称：命门

在脊柱区，第2腰椎棘突下凹陷中，后正中线上。

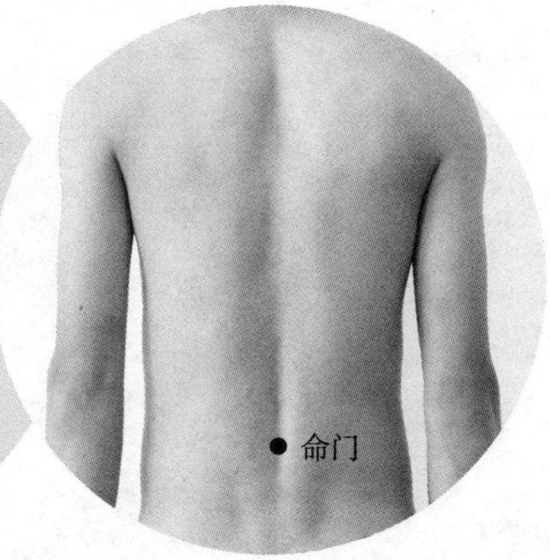

主治：腰脊强痛、下肢痿痹、月经不调、赤白带下、痛经、遗精、阳痿、小腹冷痛、腹泻。

刺灸法：直刺或向上斜刺 0.5~1 寸。多用灸法。

穴位名称：听会

在面部，耳屏间切迹与下颌骨髁突之间的凹陷中。

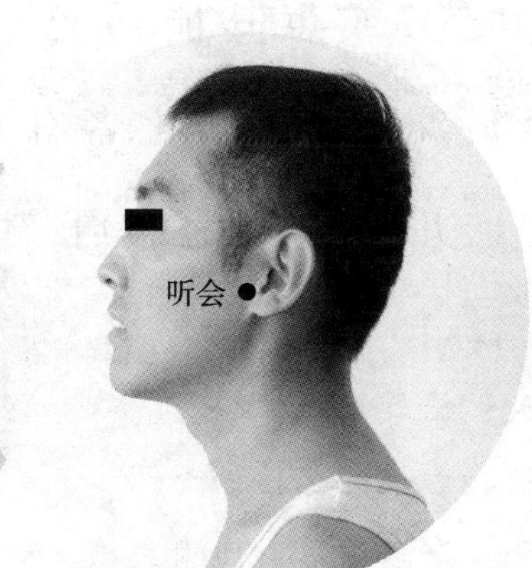

主治：耳鸣、耳聋、齿痛、口眼歪斜等。

刺灸法：微张口，直刺 0.5~0.8 寸，可灸。

穴位名称：阳池

在腕后区，腕背侧远端横纹上，指伸肌腱的尺侧缘凹陷中。

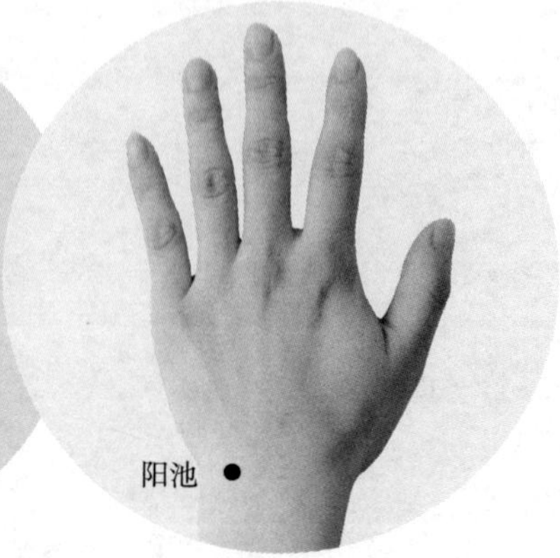

主治：耳聋、喉痹、目赤肿痛、手腕痛、肩臂痛、口干。

刺灸法：直刺 0.3~0.5 寸，可灸。

【原文】 嗟夫(jiē fú)①！去圣逾远(qù shèng yú yuǎn)②，此道渐坠(cǐ dào jiàn zhuì)③。或不得意(huò bù dé yì)而散其学(ér sàn qí xué)④，或愆其能而犯禁忌(huò qiān qí néng ér fàn jìn jì)⑤。愚庸智浅(yú yōng zhì qiǎn)，难契于玄言(nán qì yú xuán yán)⑥；至道渊深(zhì dào yuānshēn)⑦，得之者有几(dé zhī zhě yǒu jǐ)？偶述斯言(ǒu shù sī yán)，不敢示诸明达者焉(bù gǎn shì zhū míng dá zhě yān)⑧，庶几乎童蒙之心启(shù jī hū tóngméng zhī xīn qǐ)⑨。

【词语解释】

① 嗟夫：语气叹词。唉。

② 圣：指古代的名医。

③ 渐坠：渐渐下降，比喻式微。

④ 不得意：没有领会精髓。散其学：不再学习。

⑤ 愆其能：自以为是而造成过失。

⑥ 契：相合。

⑦ 至道：正确的医理。

⑧ 明达：深明医理的贤明之士。

⑨ 童蒙：比喻初学针灸的人。

【释义】 唉！距针灸医圣时代已经很久远了，针灸治疗的方法正在渐渐式微。有的人学习针灸未能得其精髓因而不再学习，有的人医术不高、自以为是、逞强好能违犯针刺的禁忌而造成医疗过失。愚笨平庸、智慧浅薄的人，难以理解和运用针灸玄妙精深的理论。针灸理论深邃奥妙，真正得其真传的能有几人？我上面的这些话不敢说给贤明通达的人听，只是对初学针灸的人有些启蒙的作用罢了。

附录

《标幽赋》原文

zhěng jiù zhī fǎ miàoyòng zhě zhēn chá suì shí yú tiān dào dìng xíng qì yú yú xīn
拯救之法，妙用者针。察岁时于天道，定形气于予心。
chūn xià shòu ér cì qiǎn qiū dōng féi ér cì shēn bù qióng jīng luò yīn yáng duō féng cì
春夏瘦而刺浅，秋冬肥而刺深。不穷经络阴阳，多逢刺
jìn jì lùn zàng fǔ xū shí xū xiàng jīng xún
禁；既论脏腑虚实，须向经寻。

yuán fú qǐ zì zhōng jiāo shuǐ chū xià lòu tài yīn wéi shǐ zhì jué yīn ér fāngzhōng
原夫起自中焦，水初下漏。太阴为始，至厥阴而方终；
xué chū yún mén dǐ qī mén ér zuì hòu zhèng jīng shí èr bié luò zǒu sān bǎi yú zhī zhèng
穴出云门，抵期门而最后。正经十二，别络走三百余支；正
cè yǎng fú qì xuè yǒu liù bǎi yú hòu shǒu zú sān yáng shǒu zǒu tóu ér tóu zǒu zú
侧仰伏，气血有六百余候。手足三阳，手走头而头走足；
shǒu zú sān yīn zú zǒu fù ér xiōng zǒu shǒu yào shí yíng suí xū míng nì shùn
手足三阴，足走腹而胸走手。要识迎随，须明逆顺。

kuàng fú yīn yáng qì xuè duō shǎo wéi zuì jué yīn tài yángshǎo qì duō xuè tài
况夫阴阳气血，多少为最。厥阴、太阳少气多血。太
yīn shào yīn shǎo xuè duō qì ér yòu qì duō xuè shǎo zhě shàoyáng zhī fēn qì shèng xuè
阴、少阴少血多气。而又气多血少者，少阳之分；气盛血
duō zhě yángmíng zhī wèi
多者，阳明之位。

xiān xiáng duō shǎo zhī yí cì chá yīng zhì zhī qì qīng huá màn ér wèi lái chén sè
先详多少之宜，次察应至之气，轻滑慢而未来，沉涩
jǐn ér yǐ zhì jì zhì yě liàng hán rè ér liú jí wèi zhì yě jù xū shí ér hòu
紧而已至。既至也，量寒热而留疾。未至也，据虚实而候
qì qì zhī zhì yě rú yú tūn gōu ěr zhī fú chén qì wèi zhì yě rú xián chǔ yōu táng
气。气之至也，如鱼吞钩饵之浮沉；气未至也，如闲处幽堂
zhī shēn suì qì sù zhì ér sù xiào qì chí zhì ér bù zhì
之深邃。气速至而速效，气迟至而不治。

guān fú jiǔ zhēn zhī fǎ háo zhēn zuì wēi qī xīng shàng yìng zhòng xué zhǔ chí běn
观夫九针之法，毫针最微，七星上应，众穴主持。本

xíng jīn yě yǒu juān xié fú zhèng zhī dào duǎn cháng shuǐ yě yǒu jué níng kāi zhì zhī jī
形金也，有蠲邪扶正之道；短长水也，有决凝开滞之机。
dìng cì xiàng mù huò xié huò zhèng kǒu cáng bǐ huǒ jìn yáng bǔ léi xún jī mén ér kě
定刺象木，或斜或正；口藏比火，进阳补羸。循机扪而可
sāi yǐ xiàng tǔ shí yìng wǔ xíng ér kě zhī rán shì sān cùn liù fēn bāo hán miào lǐ
塞以象土，实应五行而可知。然是三寸六分，包含妙理；
suī xì zhēn yú háo fà tóng guàn duō qí kě píng wǔ zàng zhī hán rè néng tiáo liù fǔ
虽细桢于毫发，同贯多歧。可平五脏之寒热，能调六腑
zhī xū shí jū luán bì sè qiǎn bā xié ér qù yǐ hán rè bì tòng kāi sì guān ér
之虚实。拘挛闭塞，遣八邪而去矣；寒热痹痛，开四关而
yǐ zhī
已之。

fán cì zhě shǐ běn shén cháo ér hòu rù jì cì yě shǐ běn shén dìng ér qì suí
凡刺者，使本神朝而后入；既刺也，使本神定而气随。
shén bù cháo ér wù cì shén yǐ dìng ér kě shī dìng jiǎo chù qǔ qì xuè wéi zhǔ yì
神不朝而勿刺，神已定而可施。定脚处，取气血为主意；
xià shǒu chù rèn shuǐ mù shì gēn jī tiān dì rén sān cái yě yǒng quán tóng xuán jī
下手处，认水木是根基。天地人三才也，涌泉同璇玑、
bǎi huì shàng zhōng xià sān bù yě dà bāo yǔ tiān shū dì jī yáng qiāo yáng wéi bìng dū
百会；上中下三部也，大包与天枢、地机。阳跷阳维并督
dài zhǔ jiān bèi yāo tuǐ zài biǎo zhī bìng yīn qiāo yīn wéi rèn chōng mài qù xīn fù xié lèi
带，主肩背腰腿在表之病；阴跷阴维任冲脉，去心腹胁肋
zài lǐ zhī yí èr líng èr qiāo èr jiāo sì xù ér jiāo wǔ dà liǎng jiān liǎng shāng liǎng
在里之疑。二陵二跷二交，似续而交五大；两间两商两
jǐng xiāng yī ér bié liǎng zhī
井，相依而别两支。

dà dǐ qǔ xué zhī fǎ bì yǒu fēn cùn xiān shěn zì yì cì guān ròu fēn huò
大抵取穴之法，必有分寸，先审自意，次观肉分。或
shēn qū ér dé zhī huò píng zhí ér ān dìng zài yáng bù jīn gǔ zhī cè xiàn xià wéi zhēn
伸屈而得之，或平直而安定。在阳部筋骨之侧，陷下为真；
zài yīn fèn xì guó zhī jiān dòng mài xiāng yìng qǔ wǔ xué yòng yī xué ér bì duān qǔ
在阴分郄腘之间，动脉相应。取五穴用一穴而必端；取
sān jīng yòng yī jīng ér kě zhèng tóu bù yǔ jiān bù xiáng fēn dū mài yǔ rèn mài yì dìng
三经用一经而可正。头部与肩部详分，督脉与任脉易定。
míng biāo yǔ běn lùn cì shēn cì qiǎn zhī jīng zhù tòng yí téng qǔ xiāng jiāo xiāng guàn
明标与本，论刺深刺浅之经；住痛移疼，取相交相贯
zhī jìng
之径。

qǐ bù wén zàng fǔ bìng ér qiú mén hǎi shù mù zhī wēi jīng luò zhì ér
岂不闻脏腑病，而求门、海、俞、募之微。经络滞，而
qiú yuán bié jiāo huì zhī dào gèng qióng sì gēn sān jié yī biāo běn ér cì wú bù
求原、别、交、会之道。更穷四根三结，依标本而刺无不

痊；但用八法五门，分主客而针无不效。八脉始终连八会，本是纪纲；十二经络十二原，是为枢要。一日取六十六穴之法，方见幽微；一时取一十二经之原，始知要妙。

原夫补泻之法，非呼吸而在手指；速效之功，要交正而识本经。交经缪刺，左有病而右畔取；泻络远针，头有疾而脚上针。巨刺与缪刺各异，微针与妙刺相通。观部分而知经络之虚实，视浮沉而辨脏腑之寒温。且夫先令针耀，而虑针损；次藏口内，而欲针温。目无外视，手如握虎；心无内慕，如待贵人。左手重而多按，欲令气散；右手轻而徐入，不痛之因。空心恐怯，直立侧而多晕；背目沉掐，坐卧平而没昏。

推于十干十变，知孔穴之开阖；论其五行五脏，察日时之旺衰。伏如横弩，应若发机。阴交阳别而定血晕，阴跷阳维而下胎衣。痹厥偏枯，迎随俾经络接续；漏崩带下，温补使气血依归。静以久留，停针待之。必准者，取照海治喉中之闭塞；端的处，用大钟治心内之呆痴。

大抵疼痛实泻，痒麻虚补。体重节痛而俞居，心下痞满而井主。心胀咽痛，针太冲而必除；脾冷胃疼，泻公孙而立愈。胸满腹痛刺内关，胁疼肋痛针飞虎。筋挛骨痛而补魂门，体热劳嗽而泻魄户。头风头痛，刺申脉与金门；眼痒眼痛，泻光明与地五。泻阴郄止盗汗，治小儿骨蒸；

cì piān lì lì xiǎo biàn yī dà rén shuǐ gǔ zhòng fēng huán tiào ér yí cì xū sǔn tiān shū
刺偏历利小便，医大人水蛊；中风环跳而宜刺，虚损天枢
ér kě qǔ
而可取。

yóu shì wǔ qián mǎo hòu tài yīn shēng ér jí wēn lí zuǒ yǒu nán yuè shuò sǐ ér
由是午前卯后，太阴生而疾温；离左酉南，月朔死而
sù lěng xún mén tán nǔ liú xī mǔ ér jiān cháng zhǎo xià shēn tí jí hū zǐ ér xū
速冷。循扪弹努，留吸母而坚长；爪下伸提，疾呼子而嘘
duǎn dòng tuì kōng xiē yíng duó yòu ér xiè liáng tuī nèi jìn cuō suí jì zuǒ ér bǔ nuǎn
短。动退空歇，迎夺右而泻凉；推内进搓，随济左而补暖。

shèn zhī dà fán wēi jí sè mài bù shùn ér mò zhēn hán rè fēng yīn jī bǎo zuì
慎之！大凡危疾，色脉不顺而莫针；寒热风阴，饥饱醉
láo ér qiè jì wàng bù bǔ ér huì bù xiè xuán bù duó ér shuò bù jì jīng qí xīn ér
劳而切忌。望不补而晦不泻，弦不夺而朔不济；精其心而
qióng qí fǎ wú jiǔ ài ér huài qí pí zhèng qí lǐ ér qiú qí yuán miǎn tóu zhēn ér shī
穷其法，无灸艾而坏其皮；正其理而求其原，免投针而失
qí wèi bì jiǔ chù ér jiā sì zhī sì shí yǒu jiǔ jìn cì chù ér chú liù shù èr shí
其位。避灸处而加四肢，四十有九；禁刺处而除六腧，二十
yǒu èr
有二。

yì yòu wén gāo huáng bào jí wèi chài lǐ shì cì jù què ér hòu sū tài zǐ bào sǐ
抑又闻高皇抱疾未瘥，李氏刺巨阙而后苏；太子暴死
wéi jué yuè rén zhēn wéi huì ér fù xǐng jiān jǐng qǔ chí zhēnquán cì bì tòng ér fù shè
为厥，越人针维会而复醒。肩井曲池，甄权刺臂痛而复射；
xuánzhōng huán tiào huà tuó cì bì zú ér lì xíng qiū fū zhēn yāo shù ér guǐ miǎnchén kē
悬钟环跳，华佗刺躄足而立行。秋夫针腰俞而鬼免沉疴；
wáng zuǎn zhēn jiāo shù ér yāo jīng lì chū qǔ gān shù yǔ mìng mén shǐ gǔ shì shì qiū háo
王纂针交俞而妖精立出。取肝俞与命门，使瞽士视秋毫
zhī mò cì shào yáng yǔ jiāo bié bǐ lóng fū tīng xià ruì zhī shēng
之末；刺少阳与交别，俾聋夫听夏蚋之声。

jiē fú qù shèng yú yuǎn cǐ dào jiàn zhuì huò bù dé yì ér sàn qí xué huò
嗟夫！去圣逾远，此道渐坠。或不得意而散其学，或
qiān qí néng ér fàn jìn jì yú yōng zhì qiǎn nán qì yú xuán yán zhì dào yuānshēn dé
愆其能而犯禁忌。愚庸智浅，难契于玄言；至道渊深，得
zhī zhě yǒu jǐ ǒu shù sī yán bù gǎn shì zhū míng dá zhě yān shù jī hū tóng méng zhī
之者有几？偶述斯言，不敢示诸明达者焉，庶几乎童蒙之
xīn qǐ
心启。